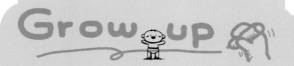

长大吧，孩子

儿童启蒙活动

上海市健康促进中心 组编

刘延军 著

U0270304

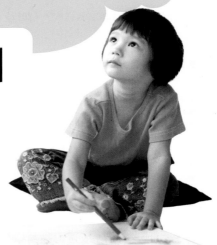

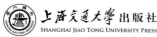

上海交通大学出版社
SHANGHAI JIAO TONG UNIVERSITY PRESS

内容提要

　　本书从儿童心智的成长、儿童如何感知和探索世界、儿童身心发展的活动、育儿竞争、育儿成长这几方面进行阐述，分析了不同年龄阶段儿童的心理特点和活动能力，并配备了相当数量的儿童启蒙活动指导，通过游戏提升儿童的注意力和智力。

　　本书操作性强，适合新手爸爸和新手妈妈阅读参考，是新手家庭的育儿宝典。

图书在版编目（CIP）数据

　　长大吧，孩子：儿童启蒙活动/　上海市健康促进中心组编.--上海：上海交通大学出版社，2018
　　（家庭健康全程计划系列）
　　ISBN 978-7-313-18563-1

　　Ⅰ. ①长… Ⅱ. ①上… Ⅲ. ①儿童--健身运动 Ⅳ.① R161.1

　　中国版本图书馆CIP数据核字（2017）第307716号

长大吧，孩子——儿童启蒙活动

组　　编：上海市健康促进中心

出版发行：上海交通大学出版社		地　　址：上海市番禺路951号		
邮政编码：200030		电　　话：021-64071208		
出 版 人：谈 毅				
印　　制：上海艾登印刷有限公司		经　　销：全国新华书店		
开　　本：787mm×1092mm　1/32		印　　张：4.5		
字　　数：84千字				
版　　次：2018年3月第1版		印　　次：2018年3月第1次印刷		
书　　号：ISBN 978-7-313-18563-1/R				
定　　价：38.00元				

智慧是如何产生的

关于智慧，有一个简单而又复杂的问题：智慧是什么？人类是如何产生智慧的？

我们习惯于在思维的逻辑中寻找智慧的来源，但那不是真正的智慧。事实上，回到我们的生活，在那里可以找到真正的智慧。

智慧，不是坐着思考，然后得到答案。

人类的智慧，大脑的发展，不是这几百年、几千年逻辑思考的结果，它是几十万年的生存活动、社会活动——寻找食物、获取温暖、抵御威胁、制作工具、交流交往——而产生的生理和心理的进步。人类的这些进步，来源于人类身体不停的运动。它强壮了人类的体格和大脑，并且支持人类的生存活动以更好、更有效的方式发展。所有的这些生理运动发展着人类创造的一个新名词——"智慧"。从此，我们开始将智慧作为一个符号概念，并分解成不同的方面去考察，如直觉、反应、判断、视角、决策、选择、评估。

人类的思考与智慧，不仅仅是从制作工具开始，在大自然中的跑、跳、登、爬，也都助力于人类生存所需的智慧——更好的观察、更好的判断、更快的反应、更好的选择、更有价值的反思。人类智慧的发展，从来都是生存和活动的需要，离开这些需要，智慧之光就无从点燃、无法发展。直至今天，发现这些生存和交往的需要，仍然是人类智慧不断进步的重要动力。面对孩子的成长，发现他们的需要，就是找到他们发展智慧的动力。孩子们将由自身的需要所驱动，逐步提升自己的感受、反应、判断、视角、决策、选择、评估、思维，学习并获得真正的、灵活的、有用的、与他们生存发展紧密相连的智慧。

智慧，不是一个静态的思考求解的过程，它是一场生物体的生存运动。双手的运动，发展着大脑的空间和想象——使得人可以获得事物更全面的认知和更多的思维角度；躯体的运动，发展着大脑对人体本身的认知和控制方式——使得人可以更准确地理解自身，做出更有利生存的判断和选择；视听等感官的运动，发展着大脑对外部世界的认知和掌控的程度，使得人可以更有效地表达与交流，更有效地获得并保护自己的生存和发展空间。

如果我们以为单纯的认知和思考是智慧的一切，那就会把"智慧"囚禁在有限的大脑空间里，那时，真正的智慧就会离开我们的身体，离开我们的大脑。忽略"智慧源于人的生存需要运动是人类智慧的发展基础"这一概念，就难以塑造健康、聪明的孩子。

我们从儿童的动作发展和运动训练角度，探讨儿童智慧发展的途径，以及由此引起的儿童感知觉、认知、注意力、情感和情绪、自我意识和人格的发展。

为了更好地了解儿童身体和心理的发展，本书中为父母们提供了活动和练习，建议你们积极参与，感受这些练习对身体、思维以及情绪的反馈和掌控能力。

此外，我们还与大家分享了大量的活动编排，包括0~6岁儿童在大动作和手眼精细、注意力、感知觉、语言和思维等方面的活动游戏，供大家选择和参考。

目录

儿童心智的成长

作为成年人，我们会通过各种方法去发展自己的能力，可以通过学习求知，通过运动和各种我们能够发展的技能，去获得自身能力的拓展。但是，当面对一个孩子的时候，对孩子未来的期望往往高于我们能够给孩子带来的帮助，因为我们并不知道，儿童智力和能力的发展可以通过哪些行之有效且确定的方法达到。作为家长，我们会去读很多书，从而了解自身学习的方法和经验，并以此为基础，发展出一套自以为可行的，或者说不得不这样实行的育儿观点和方法。家庭环境、家长的性格特征、家庭的育儿方法、幼儿自身的生理和心理能力，以及围绕在幼儿周围的实践机会，都会影响幼儿的身心发展和幼儿智力发展的潜力。下面我们会探讨儿童身体和行为的发展，对儿童的心理认知、情绪发展和建设，以及对思维能力发展的影响和帮助。

现在来做一个简单的活动练习。如果你刚刚起床或者忙碌了一天，感觉自己很疲惫，有点困倦。现在请用双手用力鼓掌。双手击掌会产生一种刺激，这种刺激通过神经系统使得大脑做出相应的反应。这时候你可能会感觉到自己手掌的疼痛，大脑如同被惊醒似地开始清醒起来，刚才还有点抑郁的情绪变得有一点兴奋起来了。鼓掌这个过程究竟发生了什么？在鼓掌的前一秒，你可能还处在一个莫名的状态，通过这样一个活动，可以发现，原来我们可以通过一个行为的改变（双手击掌行为），让自己的心理状态发生改变。当你细细品味时，还会发现它带来了某种感受，轻微地改变了你当下的某种认知，改变了你刚才的情绪。心理学已经对这种影响我们情绪和认知的行为，给出了一些科学的解答，这就是詹姆斯-兰格理论，或者坎农-巴德的研究理论。这两种理论虽然有比较大的区别，但是都说明人的情绪和认知与我们身体的生理变化有关。

现在我们再来做另外一个简单的活动。这次练习不需要用到你身体的任何部位，不需要你的行为做出大的变化，只需要改变一下你的嘴角。首先，请把嘴抿上，做出嘴角下拉的动作，保持5秒钟左右。体验一下这时候你的情绪感受。然后，把自己的脸部肌肉恢复到正常状态，做下一个练习，做一个嘴角向上扬的动作，保持这样的表情5秒钟左右。同样地，体验一下这时候你的情绪感受。对绝大多数人来说，这两种脸部肌肉的变化，会影响情绪的变化。有时候我们并不是因为笑而导致脸部肌肉的变化，反而是因为脸部肌肉的变化带来了笑的行为结果，以及一种称为"愉悦、开心"的情绪。

为什么说3岁看大

大脑神经科学的研究表明，人脑的神经元细胞在出生时有1000亿个，之后不再增加。每一个神经元细胞，包含两部分主要组织——细胞体和突触纤维。树突纤维接受信息，并由轴突传递到其他神经元、肌肉或腺体中去。于是，突触之间的连接，即树突与另一个神经元轴突的连接，预示着人思维活动的生理能力和行为反应能力。与刚出生时相比，出生后第一年幼儿大脑神经元突触的连接数目会增加20倍；3岁时，大脑体积就达到成人的80%；4岁时，脑的代谢功能达到高峰，大脑发育逐渐成熟，对能量的利用也更有效（见图1-1）。这一年龄段的孩子之所以会不停地动，是因为他们的大脑在不断地获得信息，能量消耗比较大，需要的营养比成人要多，同时身体发育也加快。

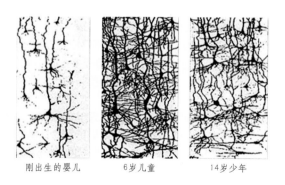

    刚出生的婴儿   6岁儿童   14岁少年

图1-1　不同年龄段儿童大脑神经元细胞示意图

美国科学家利用正电子发射计算机断层扫描（PET-CT）技术，对幼儿大脑进行扫描，观察大脑的发育情况。结果发现孩子在出生以后，由于接受大量视、听、触觉的信号刺激，脑神经细胞之间建立联系的速度远远超出了人们的想象。研究还表明，3岁以后，儿童大脑的复杂性和丰富性已经基本定形，并且停止了新的信息交流，这时大脑的结构就已经牢固成形。虽然这并不意味着大脑的发育过程已经完全停止，但如同计算机一样，硬盘已经格式化完毕，就等待编程了。同样的，突触的连接并不会一直增长。现代科学研究发现，6岁儿童的神经元之间的连接最为密切。在这之后，神经元之间的某些连接就会发生变化。经常使用的那些行为和思维过程，将会以神经元之间的连接方式保留下来，而不是经常使用的言行和心理活动，就会逐步退化，这个生理反应在大脑里就会以神经元之间的连接弱化或以神经网络边缘化的形式保留下来。6岁之前的婴幼儿，学习能力以惊人的方式出现，但小学以后却以相应的方式退化。儿童的脑细胞组织到3岁就已经完成了60%，这时期的儿童脑部具有天才般的吸收能力。

同时，这个年龄段的儿童有时心理非常脆弱，儿童的感知和探索能力的发展，还与儿童所处的社会环境和心理环境有很大的关系。心理学家唐纳德·温尼科特提出，"抱持环境"对儿童的心理成长和学习能力发展是十分重要的，包括"父母的语言（parent's language）"。新西兰的语言学家克里斯·朗斯代尔也提到"父母的语言"在语言学习中的重要地位。什么是"父母的语言"？父母的语言在克里斯看来，不仅仅是父母的语言表达本身，而是在父母与孩子交流过程中所体现的一切行为和态度。对于婴幼儿来说，父母的语言包含了两个特征。第一，父母会耐心地聆听和观察孩子的言行，尽可能地去理解孩子在说什么，这个过程只发生在父母这边。第二，即便他们不能马上理解孩子的意思，也不会批评孩子说得对与不对，好与不好，对孩子说得不对的地方，父母也不会急于纠正错误，相反，父母会尽可能使用让孩子能够理解的语言进行反馈，反复告诉孩子什么样才是正确的。在幼儿时期，儿童的语言能力飞速发展，与这种"父母的语言"的表达方式和创造的环境是紧密相关的，而这个环境就是"抱持环境"的一部分。成年人在学习一门新的语言时会发现有很多困难，其中一个最大的困难是无法再获得父母提供的"抱持环境"了。所以，克里斯在提到什么是好的语言学习环境时，提出学习者需要执行7个行动，尽可能为自己创造一个良好的学习环境。

除去良好的"父母的语言"，孩子语言能力和思维能力的快速发展，还和他与生俱来的学习方式有着密切的关系。幼儿常常会用大量的时间聆听，无论是否能够理解，都会极力去发现语言的节奏和他人说话的模式。同时，幼儿并不会把各个部分独立去理解，而会以整体的方式去理解他所接触的信息。一个整体的信息里面包含了语言本身、身体语言以及面部表情，他会把所接触到的所有信息综合在一起去理解。"直接连接（direct connect）"可能是孩子学习时用到的最多、最有效的方法，虽然他可能并没有意识到正在使用这个方法。孩子通过"直接连接"，会试图把所接触的信息与他的身体、情绪反应以及经由神经元连接的电信号构建成大脑中的图像进行关联。"直接连接"是大脑神经元的连接方式，这种与生俱来的生理学习方法，也是人类学习中最广泛的学习方法，比如联想法、故事法等。"直接连接"的方法，不仅可以让孩子快速学习许多认知方面的新知识，更重要的是，还可以在潜移默化中，让孩子学习和掌握那些不曾意识到的东西，比如注意力、意志力和观察力。这些虽然不是智商构成的直接元素，但它们却实实在在地影响着孩子的智力和潜能的发展。

儿童早期处于大脑细胞神经突触生长非常快速的关键阶段，让孩子处于刺激、丰富的环境中，能使他们获得和拥有足够有助于这些脑神经连接形成的经验，从而促使其大脑结构和功能的理想发育，并促进智能的发展。"直接连接"的方式，促进了儿童身体和动作的发展，也推动了儿童早期的心智、情感、专注力、意志力的发展，"三岁看大"的原因是在这个阶段是否促进了儿童神经系统的快速发展。

在新近的研究中发现：对智能正常的2岁、12岁的儿童和成人进行脑细胞突触连接数量的断层扫描比较，结果显示这三个年龄人群的脑细胞突触连接数量呈明显递减的趋势。这是因为大脑在个体发育进程中存在一个被称之为"突触裁减"的过程，其作用是使习得的能力得以固定下来。脑科学家相信突触连接减少后大脑的效率反而提高了，随着年龄的增长而减少了脑细胞突触的大脑会使儿童更聪明，能让儿童学习更多的东西。丰富的环境刺激和有效的学习，在任何时候都能促进智能的发展。这种看似退行的过程，却能使得需要发展或者能够发展的能力积极地得以发展。

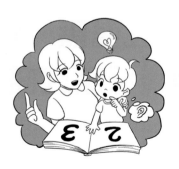

学习过程发生了什么

智力的表现方式之一就是能够快速、有效地学习。然而，学习过程究竟发生了什么？

我们来玩一个游戏，游戏结束后会为你解释学习过程中发生的生理反应。而你需要做的，就是感受自己在完成这个活动过程中的体验。

好的，请放下你手里的其他工作，专注地来做这个练习。现在你需要一个计时器，或者用你的手机来计时，最好请你的朋友或爱人来完成这个计时工作。这个练习非常简单，你可能已经看到了两行有不同颜色的黑体字（见图1-2）。活动的要求是：请读出这些字的颜色的名称，并记录你使用的时间。如果你已经准备好了，就可以开始了。

黄绿红蓝黑黄紫绿

红蓝黄绿蓝红蓝黄红

图1-2 读字练习图

如果你已经完成了这个游戏，可以把你花费的时间记录下来，并记录这个过程中误读的次数，比如读错颜色或停顿。如果你所用的时间少于10秒，并且没有一次误读，那就要恭喜你了，你非常棒（你是不是感到有一点兴奋）！如果不是这样，请你再来尝试一次，同样记录所用的时间和误读的次数（执着地要再来一次吧）。

我不厌其烦地把活动要求再说一遍，其实是为了让你有机会再看一遍活动要求，因为这也是这个活动的一部分——"活动的要求是，请读出这些字的颜色的名称"。再来一次吧！

这个游戏活动与我们的学习有什么关系呢？其实，这个游戏过程，就是一次解决任务的过程，这与我们的学习能力和解决问题的能力息息相关。我们是如何完成这一次游戏的呢？

首先，你面对的是一系列的文字、颜色，你首要做的事情是"看"，而且必须"看到"。如果你无法看，或者无法看到，或者你看到的不是书中显示的那个样子，会发生什么呢？你会回眸再去看一下你刚才自以为看错的东西，这也是我把活动要求再写一遍的原因。这个过程就是停顿。无论停顿与否，你会接着做第二件事，就是去过滤这个字本身，留下颜色，这个颜色在你幼儿时期已经经历过大量的训练，你会从大脑中提取出这个颜色对应的语言符号和电讯号。当然，你也可能选择把这个过滤过程提前到正在开始练习之前，在活动过程中，快速屏蔽这些字的符号本身，只看到了那些颜色。然后，你张开嘴，将符合这个颜色的电讯号的声音通过声带发出来。几乎是同时，你的耳朵会注意监听这个声音，它反馈到你的大脑中，又以与"看到"同样的过程，匹配这个声音是否符合期望。这时候，你也可能发现读错了，其实在第一步和第二步过程中，你并没有注意到自己看错了或者提取错了，而是把自以为正确的结果说了出来。但是在这一步中，你会反馈这个结果，并重新开始一个过程来纠正这个错误。或者，你干脆没有注意到其中的错误，并继续对下一个字的颜色进行"看、想、说、听"的过程。

如果无法在30秒内完全没有错误地完成这个游戏，你会感到有点沮丧吧？或者，有一点莫名的压力吧？这与我们的学习过程和解决问题的过程是完全一致的，甚至在这个过程中你会感受到一些压力，也与我们在学习中碰到困难时的压力反应是一致的。

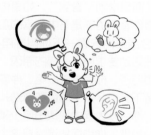

"看、想、说、听"的过程是一个感知、提取、行为、反馈的过程。这里面发生的所有过程，都是一个感知觉联动的过程，人的学习行为首先是一个感知觉的生理过程。学习过程中的这个发现，会引导我们在生理过程这个层面上去解析儿童的智力、情绪发展的内在因素，并找到能够"直接连接"的方法。

动作背后的生理过程

　　既然学习过程是一个生理过程，那么再仔细剖析这个过程，看看还有哪些是我们可以利用，并提升学习能力的地方。

　　生理过程，首先是感知觉过程。感知觉有很多种形式，除了我们经常关注并使用的视觉、听觉、味觉、嗅觉、触觉之外，还有一些其他的感知觉，比如平衡感和动作觉。平衡感与我们对地球重力的感知有非常大的关系。这些感觉我们是能够意识到的。还有一些感觉，在我们意识之外，却发挥着极大的作用，并影响到我们外在感知器官的感知能力。在我们大脑的后下部分网状神经网络——后颈部脑干前方的前庭神经核，经下脑干、脊髓、小脑等部位，负责三个重要感觉神经系统，分别是前庭觉、本体觉和触觉。身体任何信息进入大脑，必经前庭神经核过滤，它过滤并重新整合躯体神经系统感知的各类刺激，加上又要处理前庭信息，把这些刺激信息，以大脑能够和需要接受的方式传递到大脑皮层的相关中枢神经区域感知觉的传递如图1-3所示。

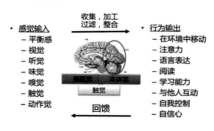

图1-3 感知觉的传递

　　在获得这些感知觉的神经刺激之后，大脑神经系统会处理这些刺激，进行过滤、整合、加工等一系列的信息加工和处理。在完成信息处理后，会以不同的行为形式进行输出，这些行为形式，可能会是一种在环境中的移动；可能是语言的表达，比如说话；可能是一种阅读行为；也有可能是一种专注力或者保持与他人的互动；更进一步，可能会体现为自我的控制能力和自信心的体现。所有这些行为的输出，都会被人体再次感知到，并以同样的感知觉系统以反馈的形式评估，确定这次行为的输出是否符合自己的期望，由此可以保持原先的行为，或者采取新的行为予以纠正。这个完整的过程循环往复，称为感觉统合过程。感觉统合过程更多的是一种无意识的过程，在幼儿生长发育的早期尤为关键，并影响到儿童后期甚至成年后的情绪，以及注意力、意志力、自我控制等一系列能力的有效发展。

改善情绪与专注力的几个游戏

为了能够让大家更好地理解，行为过程对人的观察、认知、情绪乃至自信心的影响，可以通过以下几个活动来感受。

活动一：有关自信心的活动——操控与专注。

方法：请你的朋友或者爱人协助计时30秒，按以下活动要领进行。

（1）身体坐直，双手轻轻握拳，上举过头。

（2）左手维持不动，伸出拇指；右手伸出食指。

（3）以右手的食指来回触碰鼻尖和左手的拇指指尖。

（4）整个过程，需要闭上双眼。

（5）整个过程可以不断加快速度，这个节奏可以请你的伙伴通过击掌来控制。

现在开始（左右手可互换）。

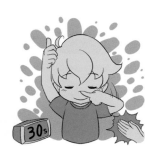

完成后，可以继续阅读下文。

我们解析一下整个活动过程。在这个活动的过程中，运用到了关节和肌肉的控制，还必须感受到手和鼻尖的位置。虽然整个过程中，游戏者并不能直接看到自己鼻尖的位置以及左手拇指的位置，但是会有非常清晰的位置感。在这个过程中，还需要运用专注力。特别是在活动刚开始时，游戏者需要努力寻找自己手指的位置。随着游戏者对自身的手和鼻子位置的感觉越来越清晰，动作也会越来越快，越来越快的动作会给人带来一种愉悦感，这种愉悦感的产生会滋生自信感。这个自信感，不是所谓的自信心，当前更多的是一种感受，一种无意识的感觉。但是，当人们重复类似的活动，一百次、上千次，这种自信感就会逐渐上升为一种有意识的自我认知，会发现"原来我可以做得如此之好"。自信感，油然变成一种自信心。

整个有关自信心的活动过程中的关键点如图1-4所示。

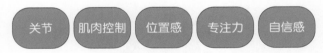

图1-4 有关自信心的活动过程

所以，自信心的建立和建设，完全可以通过专注地进行一种操控练习来达成。操控而专注，是强调首先去做，在做的过程中逐渐调节心理状态至稳定而持续，是培养专注力和自信心非常好的途径。很多家长过分乐于帮助孩子，总是喜欢指点孩子，"这样做好吗？""这样做可以吗？""你这样做会如何如何？"还有些家长会时不时地打断孩子的活动，对孩子处理某些事务时做出各种评价。这些方式，在家长看来是一种善意的提醒或者帮助，但是对孩子来说却是一种生理和心理的连续操控的中断，不利于孩子专注力的发展，影响孩子自身操控能力的完整体验，久而久之，无法促进孩子自信心的建设。

现在我们来尝试做第二个活动。这个活动与情绪相关，通过这个活动来体验一下行为和动作是如何影响情绪的。

活动二：影响情绪的活动——平衡与专注。

方法：请你的朋友或者爱人协助计时30秒，按以下活动要领进行。

（1）右腿站立，两手叉腰，保持右腿直立不弯曲。

（2）左腿屈膝，左脚靠近在右腿膝关节内侧。

（3）保持直立姿势。

（4）闭上双眼。

（5）在活动练习过程中，如果双脚着地了，不要紧，可以回到原来活动要求的姿态继续练习。

现在开始。

完成后，可以继续阅读下文。

我们来细细品味这个活动练习中发生的一些细微的事情。通常，用双脚行走的时候，脚底并不会意识到正在感受到的压力，但是当抬起一只脚的时候，支撑脚的足底的压力变得非常大、非常明显，这个压力传递到了神经系统。压力，看似是一种物理现象，但它却会影响到人们的心理变化，这种压力来自于触觉的改变。为了保持身体平衡，我们会使用身体器官，如关节和肌肉，即便身体发生变化，关节和肌肉都会努力让我们回到一种平衡的状态。在这个努力恢复平衡的过程中，还会使用到专注力。如果经过各种努力下都无法完全恢复到平衡状态，人的情绪就会发生变化，会出现某种不安的情绪，并逐渐发展为一种焦虑（见图1-5）。

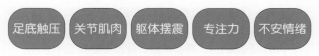

图1-5　影响情绪的活动过程

在非平衡的状态下，身体会出现左右摇摆，甚至出现震动。大家思考一下，身体的这种摆动或震动正常吗？如果你认为身体的摆动是正常的，是为了让身体恢复到一种平衡状态，那么还有什么理由去斥责孩子的身体动作呢？

如果当你发现，孩子在做出各种小动作，或者不安的举动的时候，是不是可以考虑孩子也是在努力回到身体平衡的状态呢？特别是孩子还处在学习恢复自身平衡的过程中。

整个活动中，会使用两个主要的感知觉系统——触觉和平衡觉。这两种感觉，不仅对身体平衡的保持有最直接的作用，同时还会间接地影响情绪的产生和变化。这个活动中，可以清晰地体验到"愉悦"或"不安"这两种不同的情绪。

很多时候情绪的发生，并不能让家长在意识层面上认知到孩子为什么不安，为什么发脾气。如果家长能够很好地去保持身体的平衡，以及明晰自己触觉的感知能力，那么情绪的控制能力也会得到提升。

提升身心的机制

是什么机制促使人们行为的改变，影响到了专注力、情绪以及认知的改变？

下面可以进一步探讨行为和生理过程变化对人身心发展的影响，因为生理和心理学研究的发展，可以让我们了解生理、情绪、行为、认知、专注力的一整条链接。

本体觉的机能和作用

从字面的理解，本体，其实就是"我"的意思，本体觉，简单而言，就是指对自我的感觉。本体觉这种感知，来自肌肉收缩与关节牵动的感受，它感知并给予反馈，协助动作产生，并维持姿势，是大脑充分掌握自己身体的能力（见图1-6）。这种感知觉能力，如果行为表达得非常完整和正确，那么就会促进心情的愉悦，以及对自我行为的认可。相反，当本体觉的反馈不能满足无意识的生理要求，就会影响对自我的认知，这个过程也是无意识的。一旦本体觉失调发生，就需要思维意识层面非常强大，才有机会重建自我和自信，因此，本体觉会影响自我与自信的建立。

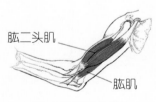

肱二头肌

肱肌

图1-6 肌肉运作的情形

（1）本体觉的训练，可以产生以下作用。

◆改善身体协调性，提升身体对外界的控制能力。

◆促进语言发展和整体表达能力。

◆提升儿童的注意力，改善多动不安和情绪化现象。

◆提升儿童的自信和创造力，改善消极退缩的害怕
　心理。

（2）家庭中本体觉的练习活动。

◆拇指和食指联动捏拿物品。

◆握笔。

◆沿直线行走。可适当增加难度，
　如行走时端水或头顶沙包。

◆攀爬。

◆跳圈游戏。

◆蹲下起立，也可训练下肢大肌肉。

◆翻跟斗（前滚翻）。

◆跳绳训练。

◆骑带有平衡轮的自行车训练，也可训练平衡感觉。

◆跨障碍物，可逐渐增加难度。

◆青蛙跳训练。

◆追跑训练，让孩子绕着家具跑或是追着球跑。

前庭觉的机能和训练

前庭觉，也称为前庭平衡觉，可以感知到地球的重力和速度。通过前庭平衡觉，可以发展并建立方向感与空间概念，平衡觉和动觉有非常大的关系，它可以有效发展人类的手、眼、口、身体的协调能力，这种能力在儿童的早期可以通过手眼平衡的活动来发展，比如写字、画线等，这也是儿童大多喜欢画画的原因。前庭平衡觉的双侧平衡感知能力，可以训练和发展肢体双侧协调性，保持对身体对称性的理解和把控。人类的双眼和双耳，需要对外部信息有完整和准确地把握，这与双侧平衡感有很大的关系。这种能力会促进儿童后期在学习中的视听协调能力和阅读能力。在前一节的活动二中，还会感觉到失去平衡带来的不安情绪。平衡感是人们心理上安全感的直接来源。

（1）前庭觉的训练，可以产生以下作用。

◆提升身体灵活度，改善儿童姿态、双侧协调性。

◆提升儿童注意力，改善多动、爱惹人的现象。

◆促进儿童的语言发展。

◆促进儿童视觉感和听觉感，有助于改善漏字、跳字。

◆提升儿童的方向感，促进学习能力和习惯的培养。

（2）家庭中前庭觉的练习活动如下。

◆沿直线行走，可适当增加难度，如行走时端水或头
　顶沙包。

◆荡秋千。

◆攀爬不平稳的平面。

◆滑车训练。

◆倒走。

◆摇篮游戏。

◆走花坛。

◆单脚站立。

◆单脚跳。

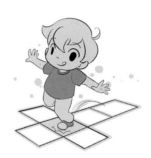

触觉系统的机能

　　中国的汉字中有一个词叫"冷静"，就是当人感到冷的时候情绪也会变得安静，不烦躁了，"冷静"反映了触觉与情绪之间的关系。这种关系，在生理上确实是存在的。

　　触觉，是我们全身皮肤上的神经细胞，接受来自外界的温度、湿度、疼痛、压力及震动的感觉。婴儿在出生时，通过母亲产道的挤压，会感受到第一波来自于外界的触觉的变化，其中也包括了压力和温度的变化。在现实生活中，触觉对一个人尤为重要。触觉，是真正帮助人类获得生存感的重要感知能力。求生存，感知危险，是触觉对

于人最重要的事件。人们的情绪，会直接反映到个人的触觉感受，当遇到危险时，恐惧情绪会与生理同时发生变化，血压升高、呼吸急促、肌肉变得紧张，做好应对危险的准备。在现代社会中，这种危险变得越来越少，危险的机会也越来越少，但触觉影响情绪的稳定性，这种情况却依然存在。我们发现，自己在与别人的交往过程中，或与他人的接触过程中，会发生情绪的变化。与人肢体的接触、眼神的交流，都会影响情绪的稳定性。这些情绪的变化仍然来源于我们的触觉感知。

信任感也是触觉影响下的具体行为形式，对于自己喜欢和信任的人，会更乐于进行肢体近距离的交流。人与人之间的距离，通常也显示了人与人之间的状态，比如社交关系、亲密关系都会在人与人的距离上保持不同的空间。敏感的人，也是触觉敏感的人，他们会对空间和距离有更多的要求，有的会要求更近的接触，以获得安全感；有的会保持较远的距离，思维上有更多的怀疑，不会很轻易地建立信任感。

这里说的触觉系统，不仅仅是触觉的感知，更多的是指应对来自于触觉刺激后的神经中枢处理系统，而我们进行触觉训练的，也正是人这部分内在的处理能力。

(1) 触觉训练的作用。
◆改善爱哭、胆小、敏感或迟钝等情绪化现象。
◆提升儿童注意力，提升交流意愿和能力。

◆减少偏食、挑食、体弱多病等现象。

（2）家庭中的触觉练习活动。

◆玩泥沙。

◆玩橡皮泥。

◆让孩子辨别不同的水温。

◆让孩子光着脚在地板上来回跑。

◆通过不同材质的刷子、羽毛、毛巾等，在孩子洗澡时摩擦肌肤，给予适当的刺激。

◆让孩子触摸不同的物件，辨别物件的大小、形状和质地等。

◆三明治疗法。在床上铺一层垫子，让孩子睡在上面，然后在他（她）身上盖好被子并用身躯轻轻压在孩子身上玩抓痒游戏。可通过音乐适当减轻孩子的紧张程度。

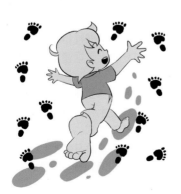

◆吹风机游戏（常温下进行）。可先让孩子穿较薄的衣服先吹，然后吹裸露部分的身躯，注意不要吹脸和头颈。

了解什么是动作技能

现在一起来了解一下运动和动作本身。

运动生理学，按对机体的操控，可将行为动作分成几个不同的类别。运动是人类行动最基本的功能，由有机体一系列的骨骼进行协调，是大肌肉群的运动。

一系列的运动带动骨骼、躯体、肌肉和关节的协同，并由身体的多个部位共同参与，完成一个完整、有目的性的特定活动，称为动作。动作总是指向某一个具体的对象，但有一定的动机和目标性。

使用一系列的动作去操纵一定的器械以达到更精准的动作反馈，就是操作。通常表现为腕关节和手指运动，也是精细的动作技能，操作要求精确性更高。

平常所说的运动，其实涵盖了基本的运动机能、动作和操作。动作和操作是人在物理空间实现主观目的的基本方式，不是简单的机体的机械组合，经过反复地练习，可以达到行为动作下意识的反应，这个自动化的过程，就形成技能动作，成为人们生活和工作中的习惯性行为模式。那些看似简单的行为模式中，人类发展出了可重复学习和发展的一系列的动作技能。

动作技能蕴含着人类的智慧，对自身身体的掌控以及意志力的运用。在语言和思维还没有发生、发展之前，动作技能就成为人类生存智慧发展的基本形式。两岁之前，幼儿要通过动作、运动和精细化操作，了解并掌握自己的身体，以及自己的思维和动机与身体的协调性，并由此建立安全感、信任感和情绪的稳定性。

如何发展儿童的动作技能

儿童的动作发展，主要遵循若干发展规律——从上到下的头尾发展原则，由内向外的近远原则，从大动作向精细动作发展的大小原则。

积极、适宜的动作和操作训练，可以促使儿童机体和思维的发育。婴幼儿早期的动作技能，通常来自自己的观察和自发的模仿。这个过程有一定的先后顺序，比如先学会坐，然后再学会走；先学会向前走，然后再学会转身和倒退；从五指分化、手眼协调，到精细化动作的发展；从翻身、爬行到独立行走。婴幼儿早期的反射性行为，比如抓握反射，也会随着孩子的发育、动作和操作的能力提升而变化，甚至消退。比如3个月时，手不再握拳而是应该手指放松，为取物创造条件，否则不利于动作的进一步发育。

幼儿每个具体的动作和操作能力的发展，以及发育时间的早晚和程度，与孩子大脑本身的发展和神经系统的发育、孩子受到的训练、父母的养育方式、环境准备有很大的关系。同时，肌肉和骨骼的参与，也是其发展的必备条件。不同年龄的孩子，有符合其年龄的不同动作和操纵的内容和形式，过度训练对孩子的身心发展不利。

著名心理学家霍华德⊠加德纳在多元智能结构理论中，把身体动作能力本身作为人类的一种智力。动作技能是一种习得的能力，需要反复练习才能达成期望的技能要求，获得准确、迅速、娴熟、流畅的身体运动能力。早期运动对促进孩子的身体及智力的发展有极大的帮助，对后期生长、发育有着重要的影响及意义，为儿童的社会性和人格的发展奠定了基础并起到了不可逆的作用。身体活动能力强也是学龄前儿童形成肯定自我概念的途径之一，父母和成人赞许及同伴的钦慕，从外部促进和鼓励孩子的心理和情绪的积极发展。动作技能伴随的对工具和外部环境的操作、选择和判断能力，可以帮助孩子尽早摆脱对成人过多地依赖，学会在更广阔的范围里自由活动，增长他们独立的意识。

儿童的游戏

儿童早期的运动和动作，通常是由一个个游戏组成。几乎所有的游戏都需要身体运动的参与，需要儿童身体各种器官的配合。游戏，不仅促进儿童生理上机体的新陈代谢、骨骼和肌肉的成熟、内脏和神经系统的发展，还发展了儿童的基本动作和基本技能。在游戏活动中，儿童的反应能力、专注力、观察力、思维判断能力、人际交流能力和协作能力，可以得到更多地练习和提升。游戏活动，给予儿童丰富的娱乐体验的同时，还发展了儿童的语言、认知、情绪以及品格。

儿童涂鸦与绘画

绘画活动，对发展儿童的视觉、触觉、肌肉的使用和控制、手眼协调能力、精细操控能力有非常大的帮助。但是，大多数家长并不了解儿童绘画发展的基本原理和过程，也不了解如何通过绘画来帮助孩子，有时候家长会把绘画当作一种需要达成的目标，这样不仅不利于实现最终的目标，还会大大削减孩子对绘画的热情。

美国艺术教育家罗恩·菲尔德，倡导尊重以视觉和触觉为绘画的刺激本源，强调儿童本体的感觉，尊重儿童绘画或者涂鸦时的自然天性。罗恩·菲尔德把绘画学习当成发展儿童天性和创造力，发展儿童感知觉、情感、想象、认知、躯体动作和非语言表达能力的一种手段，并不认为艺术教育和绘画本身是一个目标。

罗恩·菲尔德在《创造与心智的成长》中对儿童艺术发展阶段给予了描述。国内部分从事艺术教育的专家，把儿童美术发展分为三或四个阶段，但基本上与罗恩·菲尔德的艺术五阶段类似。罗恩·菲尔德认为儿童美术发展经历以下五个阶段：涂鸦期(2~4岁)、前图式期(4~7岁)、图式期(7~9岁)、写实萌芽阶段(9~11岁)和青少年艺术阶段(15~17岁)（见图1-7）。

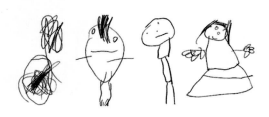

图1-7 儿童绘画能力的发展

罗恩·菲尔德认为，儿童早期涂鸦(2～4岁)看似是混乱的涂鸦活动，其实也要经历三个不同的过程：乱线涂鸦、有控制涂鸦和命名涂鸦（见图1-8）。从最初杂乱无章地乱涂乱画，到可以重复性地画线和涂抹，以及在涂鸦的最后阶段，将涂鸦的图形与具体的事物联系在一起，并赋予含义和命名。涂鸦过程，是儿童使用肌肉运动的早期绘画过程，并在绘画后期体现出儿童的心理活动。罗恩·菲尔德强调这个过程中，儿童获得动觉经验和触觉经验，发现线条、形状、涂抹和绘画之间的关系，发展儿童的视觉时间长度和专注度，涂鸦的结果还可以反映儿童心理活动的表征。

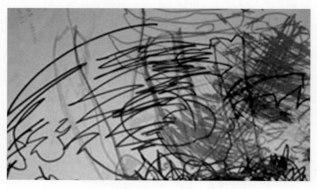

图1-8儿童早期（2～4岁）的涂鸦作品

　　在前图式期（4～7岁），一个主要的特征会显现出来，即这个时期的儿童会练习绘画大量的圆圈，用线条代表手脚，圆圈代表人的头，出现典型的"蝌蚪人"的图形（见图1-9）。线条和人头，会随着儿童的年龄增长而变得饱满，但还不能表现出远近感和立体感。这个阶段，儿童对事物的观察表现出强烈的自我中心倾向，会出现大量的以表达"我"为主题的绘画，自己知道却看不到的事物或概念用绘画表达出来。

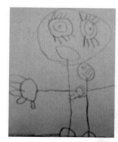 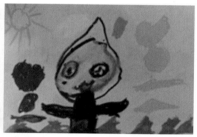

图1-9 儿童前图式期（4～7岁）的绘画作品

　　图式期（7～9岁），儿童绘画经常用几何线条的图式来表现视觉对象（见图1-10），重复而变化地运用线条、符号和某些样式，能够表现出空间感，写实的特征会在这个阶段的后期越发体现。

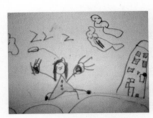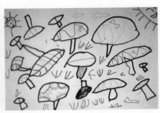

图1-10 儿童图式期（7～9岁）的绘画作品

写实萌芽阶段（9～11岁），儿童的绘画开始脱离图式，转向对事物进行写实（见图1-11）。开始有意识地运用色彩来进行表达物品之间的关系，表现出一定的透视关系，具有一定的空间感。

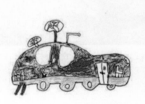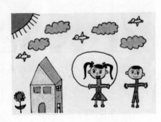

图1-11 儿童写实萌芽阶段（9～11岁）的绘画作品

在拟写实阶段（11～15岁），儿童逐步学会使用更复杂的绘画技术来表达，出现明暗透视，甚至自己的风格。

在经历青少年艺术阶段（15~17岁）后，只有少数人会保持对绘画和艺术的敏感和兴趣，他们是最终向艺术性绘画发展的人群。

儿童绘画发展经历的这些时期告诉家长，儿童要真正地进入艺术殿堂，是需要经历不同时间阶段的。以技术分析为导向的绘画学习，并不能帮助孩子激发出对艺术的热爱，以发展天性和表达自我方式学习的孩子，会对艺术保持更强烈的敏感性、批判性和兴趣，并成为他们终身的爱好。

无论是否可以成为艺术上的大家，孩子早期的绘画练习，不仅可以促进儿童肌肉和感知觉的发展，也为儿童今后的心理健康提供了帮助，是非常值得做的一件事。

儿童动作练习

各个年龄阶段儿童的动作练习，可以参考表1-1。

表1-1 各个阶段儿童的动作练习

年龄	大运动	精细动作
1个月	俯卧时，试举抬头	腿、臀双侧动作对称等同
		视线能随目标移动90°
2个月	抬头时，脸与桌面约成45°	

（续表）

年龄	大运动	精细动作
3个月		手指能互相接触
4个月	抬头时，脸与桌面约成90°	视线能随目标移动180°
	扶坐时，举头正而稳，不摇动	用摇铃接触幼儿手指能握住
5个月	俯卧时，手臂能支撑身体抬胸	坐在家长腿上，能伸手向着桌面上的玩具
6个月	扶站时，腿能支撑体重片刻	能自己拿着饼干吃
	拉坐时，头部始终不后垂	手中握着一块方木，又能注意到第二块方木
7个月	会从俯卧到仰卧或仰卧到俯卧的翻身	两只手能同时各握一块积木
	能独坐5秒或更长时间	只能抓起圆珠（谨防幼儿入口）
8个月	能扶着硬物站立5秒或更久	能把一只手中的积木递交到另一只手中
9个月		会用两指抓握圆珠（谨防幼儿入口）
10个月	会从站到自己单独坐下	能拿取放在桌上的小方块并相互敲击
11个月	扶站时，能把脚提起片刻	会用拇指和食指抓握圆珠（谨防幼儿入口）
12个月	会扶着家具行走	
	能独站2秒或更久	

（续表）

年龄	大运动	精细动作
12~15个月	不撑住地面能单独弯腰拾起玩具	
	步行自如，左右不摇摆	
15~18个月	能向后退两步或更多步	能叠稳两块方木
		会在纸上有目的地画线
		经示范，能把小瓶（口径约1.5厘米)内的丸粒倒出
18~21个月	不扶任何物体能将球向前踢出	能叠稳4块方木而不倒
21~24个月		不经示范，能把小瓶(口径约1.5厘米)内的丸粒倒出
2岁~2岁半	能举手过肩抛物	模仿画长约2.5厘米、歪度不超过30°的直线
	会双足同时离地向前跳	
	能不扶物体独脚站直1秒钟或更久	
2岁半~3岁	会骑儿童三轮车	能模仿成人搭"桥"等简单积木
	能单足跳过21厘米的宽度	能叠稳8块方木而不倒
3岁~3岁半		不受方向的限制，能比较出两条画线的长短
		会模仿画闭合的圆形

（续表）

年龄	大运动	精细动作
3岁半~4岁	能用一只脚独立站5秒或久（3试2成） 不扶任何物体，独脚连续跳2次或更多次	经示范，会画出在任何点上相互交叉的两线
4~5岁	能脚跟对着脚尖向前走4步或更多步	能画出人体3个部位或更多部位
	能单足立10秒或更久	模仿画出正方形
5~6岁	能抓住蹦跳的球	能画出人体6个部位或更多部位

注：1岁以上小儿是3个月为一年龄组，因年龄跨度较大，在该年龄组里的
项目不要求全部通过，但该年龄组以前的项目要求全部通过。

儿童运动的注意事项

儿童6岁前身体处在生长发育的高峰期，各器官系统的解剖生理特点与成年人有很大的不同，父母在安排或者参与儿童动作活动时，需要注意以下基本事项。

（1）只有当儿童需要睡觉时，才把他们放到床上。

（2）在儿童失去兴趣之前，立刻结束活动。

（3）寻找快乐，不做测试，不要把学习功利化。

（4）每项活动后一定要给孩子拥抱、鼓励和赞美。

根据儿童运动、心血管、呼吸和神经系统的特点，可以多进行柔韧性或对称性练习，计划性地发展小肌肉群的

力量。儿童运动时应以有氧运动为主要形式，运动时应尽量减少憋气、紧张性和静力性活动，以免心脏负担过重。训练儿童有意识地加深呼吸，运动时特别注意深呼气。注意活动内容的活泼性和多样性，为了使孩子们的精力保持旺盛，活动时间不宜太长，可采用穿插短时间休息的办法，随着儿童年龄的增加，运动强度可逐渐增加。

如果注意力是一场骗局呢?

身体运动对注意力的发展有非常大的益处。那么，注意力究竟是什么呢？它是一种什么状态呢？孩子的哪些行为体现了注意力的状态呢？

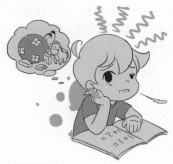

体验注意力是什么

下面来做一个活动练习，体验一下注意力。

活动方法：请用双眼注视下面的图形30秒（见图1-12），发现其中的形状。

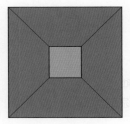

图1-12 活动图形

　　这个活动很简单，当你的注意力不稳定的时候，你看到的形状，会有起伏，会有变化。

　　我们可以通过孩子的情绪、语言和行为的外在表现，去了解注意力的状态。

　　（1）注意反映在情绪上（高兴、郁闷、挫败感、自卑、批判、逃避）。

　　（2）注意反映在语言上（"简单""好难啊""没什么了不起的"）。

　　（3）注意反映在行为上（身体的移动、手部动作、脸部肌肉）。

　　但是，把这些行为归纳为注意力问题，认为注意力出了问题是不对的。

　　注意，是对某一事物的集中的指向，是人的心理活动中的某个心理状态。这个心理状态其实并不能够直接可见，而是通过外部的行为表现出来。父母通常会把孩子的某些行为定义为注意力问题，思想不集中的具体表现，如没听清、没有耐心或者过度活跃、上课走神、作业拖拉、考试粗心、做事马虎、容易遗漏等，这些其实都是孩子注意力不集中的外在行为，是注意力问题的结果而不是原因。

　　注意作为一种心理状态，不能单独存在，它是一系列外部和内部因素综合过程中的状态，其本身是心理学上归纳的一个概念，无法被直接测量。家长强制要求孩子改变

"有注意力问题"的行为，通常不会有良性的结果。单纯地改变这个行为，就好像拿结果去改善结果，无法改善引起注意力问题现象的根源。

注意力的发展，不能靠注意本身去解决。同样地，注意力的问题也不是注意本身的问题，我们需要从更广的视角去看待和改善注意力的问题。

那么，做什么可以帮助孩子提升注意力呢?

儿童注意力的特点

注意一般分为无意注意和有意注意两种，无意注意是无意识的，尽管注意着某一对象，然而并无一定的目地，容易发生转移。有意注意是有意识的，是有着某种目的才把自己的注意集中在某一对象上面。

婴幼儿的注意力从不随意注意（定向反应）向随意注意发展，儿童的注意是以无意注意为主导的，三岁前儿童的注意基本是无意注意，随后无意注意更是高速发展，任何新奇、显眼、具体形象的刺激都能引起他们的无意注意。在一定的教育影响下，特别是通过语言的作用，有意注意能逐步形成和发展，他们的注意范围由小不断变大。

儿童注意能力，具有不稳定性、兴趣性、短时性和转换性的特点。研究表明，儿童注意事物的时间很短，8~12个月的婴儿注意力较差，一般注意某一事物只有2~3分钟；1~2岁婴儿在大人的提示下，能集中注意力4~5分钟；2~3岁婴儿注意事物的时间比以前延长，最多20分钟，一般10~15分钟（见图1-13）。

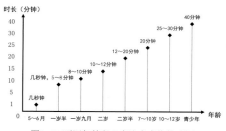

图1-13 不同年龄段儿童注意事物的时间

　　婴儿的注意能力是能够通过早期培养而得到迅速发展的。当然，随着儿童年龄的增长，注意能力自然也逐渐增强。陪伴并不随意打断儿童的行为，是非常有益于儿童注意力发展的。观察儿童兴趣的发展，有意在其感兴趣的事物上给予更多的接触，不强求时间的长短，同时，以运动培养专注品质，是儿童早期专注力发展的重要项目。儿童的感知觉统合机制，以及认知发展的规律，都指出运动和动作的发展对儿童注意力起到了非常重要的作用。

最佳注意力水平

　　姑且仍然使用"注意"或"注意力"这个概念来说明有关注意力的问题。下面了解一下影响注意力的内外因素。

　　在上面的练习中，可能已经体会到要达成一定的专注

度或注意力需要一定的紧张感，或者说需要一定的心理强
度，心理强度或者紧张感与外部的刺激有关。另外，注意
的形成还需要时间，注意力形成所需要的时间并不是一个
单一的因素，只是一个与注意相关的维度。有的人可以在
很短的时间内完成注意力的集中，有的人却需要更长的时
间。要真正理解注意力，就需要把这两个维度的因素统筹
考虑，从而形成倒U型注意力曲线（见图1-14）。

刺激水平，从人的心理感受而言，就是无聊或者兴奋
的程度。从生物心理学的角度，可以从肾上腺素分泌的数
量指标来判断刺激水平的强弱。要获得良好的注意力水
平，是否刺激越强越好呢？这个问题涉及两个方面，一方
面涉及刺激的强弱与注意力水平的关系，另一方面涉及刺
激的强弱如何来衡量和评估。

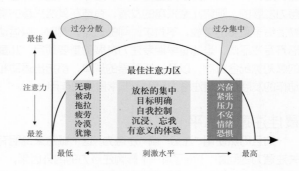

图1-14　倒U型注意力曲线

首先，讨论刺激的强弱与注意力水平的关系。心理学家发现，在假设刺激的强弱已经被评估确定的前提下，过度刺激或者刺激缺乏都不能激发持续良好的专注力，只有在恰当的"最优刺激"下，人会处在一种"放松戒备"的状态，这时拥有最佳的注意力驱动，会感到放松、自信、积极的注意力集中的状态。倒U型注意力曲线提示合适的刺激才能够让人保持或者处在最佳的注意力区。

另一个问题，发生在注意力曲线水平轴上的每项活动所需的刺激可能不同。比如慢跑所需的刺激（或激发的肾上腺素）比踢足球所需的刺激要小很多，而踢足球所需的唤醒刺激又小于开F1方程式赛车所需的唤醒刺激。同理，看书所需的唤醒刺激是这些活动中最小的。这种不同刺激引起的最佳注意力区，在水平轴上处在不同的位置，这些最佳注意力区并不完全重叠。当人们发现正要失去注意力时，可以换一项活动，比如在看书之后可以慢跑，可以先后在两个项目上获得最佳的注意力水平。

进入最佳注意力区需要一个过程，在累积一定的刺激后，使得自己从一个无聊、被动、拖拉的状态进入有效的专注力状况中。这个过程可能很快，也可能花费很长时间。注意力的快速获得，被认定为是良好注意能力的一个标志。

同样，当刺激水平过高并持续相当长的时间，人就会过于兴奋、紧张甚至压力增大从而产生不安情绪，过分集中之后会远离最佳注意力区。过度刺激，说明长时间地从事一项工作，或者反复执行一个过程，注意力水平就会降低。如何快速恢复也是良好注意能力的一个标志。这两个过程（进入和退出最佳注意力区）都会消耗能量和时间。当处在同时应付多个事务的状况下，需要特别小心，同时听音乐、看书、收邮件、接电话，这种反复进入和退出一项活动的最佳注意力区的行为，虽然感觉非常惬意，实则在降低工作效率。

现在来讨论刺激的强弱如何来衡量和评估的问题。其实，刺激的强弱会随着次数或时间的增加而减弱，这就是感觉适应的心理过程。好比吃第一个包子时觉得很美味，在吃完五个包子后，再吃第六个包子时可能感受到的是恶心、反胃。所以，长期的过度刺激会造成感觉适应，从而需要更强的刺激、更长的时间才能达到原有的注意力水平，这样反而损害注意的集中能力。

注意力问题的出现，常常是伴随着家长对孩子学习的期望而出现。家长希望孩子能够静下心来去完成书本上知识的学习，一旦这个目标没有达成，家长就会去寻找孩子行为背后的原因，注意力不集中是最容易被作为原因来解释的。为了让孩子能够安静地坐在椅子上，有些着急的家长会采取一些强迫性的手段，甚至直接动手把孩子按在椅子上。强迫性训练，既违反正常的心理发展，还会引发心理问题。

注意作为一种心理状态，会在儿童的早期，随着儿童的动作和行为的操练，以及心理活动建设的过程一起得到锻炼。注意力曲线告诉家长合理地选择感知刺激，以及适当地调整多项任务的刺激水平，有利于孩子逐步获得和保持良好的注意力水平。

在儿童身心发育的早期，有相当多的运动刺激（如走平衡木、画线等）有助于培养儿童良好的注意力水平。后文会给出有助于注意力发展的活动项目。强制的静坐行为，强制学习、阅读的行为，都是无益且有害的。

儿童成长敏感期

儿童成长敏感期的概念是由蒙台梭利博士提出。她指出，在童年期，儿童的各种心理机能也存在不同的发展关键期。所谓关键期，又叫做敏感期，就是指人最容易学会和掌握某种知识技能、行为动作的特定年龄时期。对于儿童来说，敏感期则是形成某种反应或学习某种行为的最佳年龄阶段。

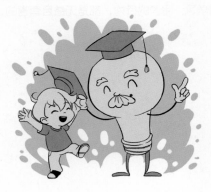

儿童成长敏感期大约有以下几类：感觉敏感期、爬行与行走的敏感期、眼耳手动作协调的敏感期、语言与听觉的敏感期、精细动作手指运动的敏感期、口语发展的敏感期、秩序敏感期、音乐绘画相关的敏感期、时间和空间敏感期等。

（1）走路敏感期（1～1.5岁）：无论什么年龄，只要当孩子开始有意识地学习走路，家长就不必限制孩子的自由活动，在安全的前提下，让孩子进行更广泛的行为练习，协助孩子的走路练习，提升他的行为乐趣。

（2）动作协调敏感期（1.5～4岁）：孩子通过动作游戏等大运动游戏发展大肌肉及全身的协调性，通过手部的操控练习等精细动作发展小肌肉。

（3）细节敏感期（1.5～4岁）：这个阶段的孩子喜欢观察和摆弄物品，通过眼口手的接触探索世界。家长可以与孩子一起交流和观察小物品或图片，引起孩子的好奇心，让孩子学习和了解物品知识，甚至文字符号。

（4）秩序敏感期（0～3岁）：孩子的成长离不开一个安全稳定的环境，包含家长稳定的心理环境。一个有秩序、有规律的环境，能帮助孩子养成良好的生活作息，帮助孩子学习相应的生活规范，如玩具应该放到哪里、吃饭时要坐在哪儿、将物品以固定的方式和位置进行摆放。这种秩序和规范感，将对孩子产生极大的安全性，满足和培养孩子对秩序的需求，满足孩子对秩序的敏感性。家长行为的规范性和稳定性，也会有助于孩子对秩序敏感性的建设。

（5）语言敏感期（3～4岁）：从孩子开始练习发声，家长就应当重视与孩子的语言交流，孩子的语言从"咿咿呀呀"的发音到能够进行词语和短句的表达，家长营造一个良好的语言环境，给孩子及时的语言刺激和反馈是非常有必要的，这包括口语的交流以及书面语的交流，如讲故事或念故事书。下图（见图1-15）是儿童成长的几个关键期，与儿童的年龄段的关系，以及对应的关键发展项目。

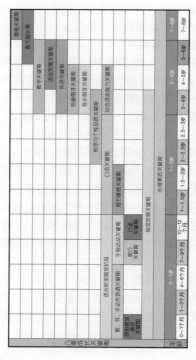

图1-15 儿童成长关键期与年龄的关系以及对应的关键发展项目

儿童敏感期的概念对孩子的培养有一定的参考价值，但是家长不必过于迷信。因为对不同的孩子来说，成长关键期还是会在时间和效果上存在一定的差异。成长关键期只是说明了孩子在这个时期学习掌握某种技能的效率和效果较好，并不意味着错过了这个时期就无法再学习某些技能了。有更多的关于儿童成长关键期的研究表明，有些关键期和项目，与人的生理发育发展有密切关系，有些则是需要有意识地学习和培养。有些研究工作表明，即便成年之后仍然可以通过有效的方法和自身的努力来掌握这些技能。家长不必谨小慎微，更何况孩子的观察能力会在我们不经意之间学习并掌握。家长需要做得更多是观察和协助，并创造孩子需要的环境。

儿童如何感知和探索世界

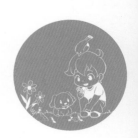

0～2岁的孩子

0～2岁的儿童主要发展的是感知能力和动作（见图2-1）。这个阶段，幼儿从大动作向精细动作发展，手脚会以不规则的、无意识的运动方式，向有意识的、反复操控的方式发展。这个阶段的幼儿会运用手指协调眼、耳、鼻、口等感觉器官，配合手部的动作，实现精细动作的操控，发展对实物的把控能力。这个过程同时促进了大脑的本体、平衡和触觉，以及大脑皮层认知能力的发育，是孩子适应环境最初的起步。幼儿在直接操作与实务的游戏过程中，逐渐领会到客体的永恒性。他可以认知到某一个具体的实物，即便他看不到，它也会存在。

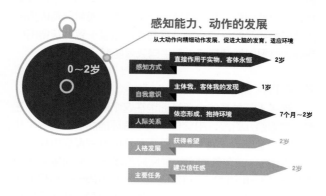

图2-1　0～2岁的儿童感知能力和动作发展示意图

"我"的出现和认同

0~2岁期间，孩子的自我意识也会得到发展。1岁左右的孩子会认为，只存在主体的"我"，"我"控制了这个世界的一切，"我"是无比强大的。而2岁左右的孩子会逐步发现，除了存在"主体我"之外，还存在一个"客体我"。

（1）"主体我"的出现：在1周岁左右出现，喜欢身体的镜像动作，并与他人进行互动，如反复扔玩具等。

（2）"客体我"的出现：在2周岁左右出现，能够意识到自己的特质，并使用"我"将自己与他人区分。"客体我"的自我意识，是个体自我意识发展的第一次飞跃。

（3）认同：通常在3~6岁开始发生。孩子与认同对象无意识地产生一致或相似的连接，带来归属感和成就感，并对性别意识和道德意识产生影响。通常已有优势的人会成为孩子的认同对象，之前通过母亲一致性获得的自我强大感得以继续延续，产生自我效能感。

孩子的人际关系

孩子人际关系的心理基础也在这个阶段逐步形成。在最初的婴幼儿阶段，由父母亲的抱持环境而创造的一个儿童自认为全能的"我"，经历无差别的社会反应阶段（出生~3个月）、有差别的社会反应阶段——反应集中于熟人阶段（3~6个月）、特殊的情感联结阶段——积极地接近寻求阶段（6个月~2岁）。在第三个阶段，孩子会出现对母亲明显的依恋，形成了对母亲的情感联结。而这个阶段的触觉训练，对情感和依恋的心理发展有非常大的积极意义。良好的依恋和情感联结，可以培养并影响孩子建立安全型的、人与人交往的正常的心理依恋，既不会因为联结而过度，也不会因为缺乏陪伴而感到恐惧、焦虑。

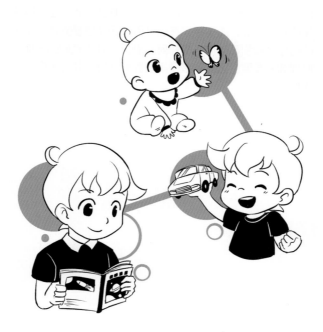

孩子的人格发展

美国著名精神病医师、新精神分析派代表人物埃里克森用他的人格发展理论，阐述了这个阶段孩子的主要心理任务是建立人与人的信任感，这与依恋理论是一致的。对未来充满希望是2岁孩子内心真实的写照。获得基本信任感、克服基本不信任感，是孩子在寻求一个安全的环境——与周围的人建立基本的信任，并认知到人是可以信任的基本环境，如果孩子在这个阶段无法感受到环境与人的信任，会引起对他人的怀疑和恐惧，并影响他们后期的心理健康发展。因此，孩子需要克服怀疑，并发展良好的人格特征。

2～7岁的孩子

2～7岁的孩子，会进人一个崭新的阶段。

他们会进一步发展自身的身体控制，发展手眼协同的精细化操作，这两项任务都以全身心的身体游戏的方式开展（见图2-2）。随着这个阶段身体能力的迅速发展，孩子在不断地扩展自己的运动范围、认知范围，同时也在扩展其身体能力的极限。游戏和活动是这个阶段孩子最喜欢的行为方式。这个时期也是全方位拓展孩子身体能力和各种感知能力的关键时期。

精细化操控活动的开展，有利于孩子双手的使用，并促进其表象符号思维和语言能力的发展。

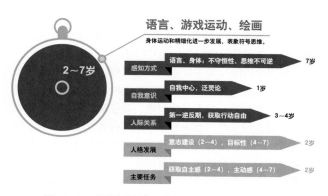

图2-2　2～7岁的孩子语言、游戏运动、绘画的发展示意图

在这个阶段，人际关系发展的目标是调整伙伴关系和伙伴行为。这个时期的孩子会逐步去理解依恋对象或者可信任对象言行的动机、目的、情感等信息，并开始学习调整自己的行为，表现出较强的可塑性。随着自身能力的扩展，以及心理安全性的提升，可以容忍与父母亲分开更远的距离，并学习与其他小伙伴交往。

在这个阶段，孩子会要求自己独立完成相应的任务，即便这个任务对他们来说存在一定的难度。独立完成吃饭、穿衣、走路、收拾物品和玩具，是孩子作为独立人格发展的要求。这个过程中，孩子逐渐获得自主感和主动性，逐步克服或者避免怀疑感，对自我能力的认知及克服羞耻感有极大的需求。这是孩子进行自我控制，并通过克服身体的局限来发展自身的意志力。父母在创造安全的活动环境后，要给予孩子足够的独立空间，首先要克服不安全感，特别是老一辈的爷爷奶奶，需要卸下紧张的责任感，允许孩子充分地发挥和独立行动。

在这个阶段，孩子会通过扩展其身体限制、锻炼平衡能力和对自身的把控，从而获得主动性、自信心、意志力和专注力的发展。如果这个时期，孩子被过于约束，事事包办，或者过于严厉地限制，不加解释地禁止、中断、嘲笑或者是玩笑，都会影响孩子对自身能力的认可度，会产生自我怀疑、逃避挑战、内疚或失败感的不良现象。家长不要担心孩子做错事或破坏物品，要给予及时地赞扬，继续使用"父母的语言"关心孩子，给孩子展示正确的结果，鼓励孩子的行动。在社会活动中，孩子会通过克服羞耻感发展良好的意志品质。

第一逆反期的自我意志

大约发生在3~4岁，这也是人生的第一逆反期。表现出要求对个体行为活动自由的控制、反抗父母控制、产生自我价值感、希望被父母接纳为"能干""长大了"等形象，并大胆参与到成人的生活活动，表达更多的 "不"，坚持自己做事。区别于青春期逆反，第一逆反期是在寻求自我意志和反馈。青春期逆反在控制之外，寻求人格独立和地位平等，可能出现更激烈或更冷漠的关系对立。

第一逆反期的现象是儿童自我认知的失调现象，即对自我能力和影响的认知超出现实环境合理的反馈，同时也是自我意识又一次积极的飞跃。

7～11岁的孩子

7～11岁的孩子，最大的特点是可以系统性地感知认知世界，基于对实物的推理能力的大发展，逐渐形成思维可逆性、守恒性（见图2-3）。在思维训练的书籍中可以找到类似思维方式的训练题。

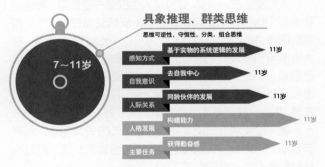

图2-3　7～11的孩子具象推理、群类思维的发展示意图

这个阶段孩子会努力去尝试各种事情，并能够坚持去完成一件完整的事务，通过构建自己的能力获得勤奋感，避免自卑感，从泛灵论发展为去自我中心的自我意识。他们会关心物品的构造、用途与性质，对于工具技术也很感兴趣。家长对孩子能力的认可和鼓励，可以进一步加强孩子的勤奋意愿，并逐步培养某些方面的兴趣爱好。这个良性的过程，可以激发孩子的竞争动力，推动发展孩子的社会交往能力，促进其自信心。对事务的把控和完成能力、对自己的认可、对成就感的追求，都可以在这个时期开始建设。

儿童身心发展的活动
——送给父母的礼物

　　现在与大家分享一些适宜不同年龄段孩子的动作技能和益于身心发展的活动。经过多年的实践工作，我们按照这些活动对0～6岁的孩子在大动作、手眼精细动作、注意力、感知觉、语言和思维等方面贡献的集中程度进行了分类，但这不代表一项活动只是限定在该功能分类的作用。一个具体的运动通常会促进孩子在视听、肌肉、注意力、情绪、思维等各方面同步的发展。

运动能力的规划（0～3岁）

运动能力

不同年龄段孩子的运动能力见表3-1。

表3-1 不同年龄段孩子的运动能力

年龄	运动能力
刚出生	手臂和腿的运动；抓握反射
2.5个月	爬行；本能的放手
7个月	匍匐前进；有知觉的抓握；攀缘前进
12个月	走第一步；有知觉地抓握
18个月	走路；两侧平衡发展
36个月	交互型走或跑；双手同时操作

运动规划

不同年龄段孩子的运动规划和平衡规划如表3-2所示。

表3-2 不同年龄段儿童的运动规划和平衡规划

年龄	运动规划	平衡规划
刚出生	移动手臂和腿，身体不移动；身体移动、转圈，攀援准备——悬吊（抓握）；爬行，抓（放），攀援所需的悬吊（身体离地）	抱着孩子四处走；自己躺下将孩子举向空中；坐摇椅；在大靠枕上摇；在垫上顺时针水平旋转；在垫上逆时针水平旋转；以倾斜姿势作水平转圈；抱着孩子小跑
2.5个月	从"同侧爬行"到"俯姿交叉式爬行"；手和膝盖撑起身体；爬行对视觉的发展有极大帮助	同新生儿阶段
7个月	俯姿，手和膝盖作交叉形式匍匐爬行，腹部离地；攀援合适的横梯	水平旋转（俯姿，左右肩）；摇动（仰姿摇动）；水平转圈（水平、仰姿或俯姿）；垂直摇动
12个月	自然无协助；光脚，高举手臂平衡；攀援前进（摆荡身体）	继续前三个阶段的被动平衡活动
18个月	在不同质地的路面上行走，上下楼梯；交叉式攀援和摆荡	继续前三阶段的被动平衡活动；走路平衡；荡秋千；游泳；攀援杠；摆荡；主动平衡活动：翻滚
36个月	促进大脑两侧功能；完成下坡跑，后开始平地跑；攀援	继续前一阶段的平衡活动

促进手眼精细和注意力的活动规划
（4～6岁）

手指和视觉的活动

孩子手指和视觉的活动，包括以下内容（见表3-3）。

（1）握笔能力：手指握笔能力的训练，运笔能力速度力量的控制。

（2）视觉逻辑概念：学习起终点的概念，发展对点连线的概念，学习对边线、范围、角度、长短、距离、交接、衔接、组合、分布、位置等概念的辨识。

（3）视觉专注训练：拉长视觉专注力时间和视觉方向感的训练。

表3-3　手指和视觉的活动

类别	运笔能力、视觉逻辑、视觉专注训练		
项目	涂鸦：气球上、沙、土、泥		
	着色：线、点(小圆)、圆或环、几何图形、糖葫芦型、实物图形、多色混涂		
	点间连线：迷宫、图形仿绘		
器械	涂鸦纸、简笔画、着色图、点线图、迷宫、仿绘图（水笔、蜡笔、铅笔）		

手指和手腕的运用

手指和手腕的运用，包括手肘的支撑、手臂的挪动、伸展、平衡、肌力、方向、韵律、协调、速度的变化，如表3-4所示。

表3-4 手指和手腕练习

类别	手指和手腕练习		
	部位	动作	协动
项目	指尖	抓、握、戳、压、捏、拍、打、提、拉、拖、钩、叩、敲、挖、击、撑	手势操
	指关节	指根运动	手指操
	手掌	撑指运动	手影画
	手腕	甩手运动 手部触觉	五指抓握 双手交替动作 拇食指钳捏动作 食指独立运动
器械	弹力橡皮球、沙袋、网球、弹力带、腹轮、沙画、乒乓球、抓豆子、抓图片、玩沙、手指接力、捏珠子、打电话、手指画游戏		

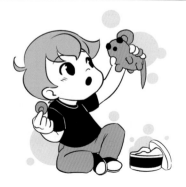

手眼协调训练

　　以下活动内容涉及手眼协调能力的训练，包括双手协调能力的训练。给孩子训练使用的器械可以在家里找到（见表3-5）。

表3-5　手眼协调能力训练习

类别	手眼协调
项目	串珠：如大小珠、几何物品、小球
	扣纽扣、剥豆子(豌豆,扁豆,花生)、穿衣板、穿线板
	旋转螺钉：螺钉组合
	巧用筷子：夹乒乓球、夹小珠
	积木游戏：搭高、拿下
	撕纸：按直线、曲线、圆、方、角等形状
	粘橡皮泥：立体几何、球体、柱体等
	面粉塑形：和面粉、粘立体几何
	巧用剪刀：剪直线、斜线、曲折线、剪基本图形
器械	积木、串珠、螺钉组合、穿线板、筷子、撕纸、橡皮泥、吊猴子、摘苹果、面粉、沙、剪刀、网球、豆子、花生、磁贴、音乐

促进语言和思维的活动（0～3岁）

我们结合了FPG儿童发展研究中心多年的幼儿活动设计和多年的实践，基于对儿童感知觉、注意能力的发展，以及儿童身体和心理机能的发展训练方法，综合设计了以下一些活动，包含活动的分类说明、适龄和活动的目的，并详细描述了活动方法，以及该活动的适用场所。家长还可以根据图表中提示的运动频率和时长，来安排孩子日常的活动项目。

此外，我们为家长准备了每天活动的记录表格。家长们可以使用这个表格，回顾和检查给孩子安排的活动和完成情况。不过必须注意，这个记录并不是用来检测孩子的活动能力是否达到某种标准的，这方面的专业测评需要经由专业机构和医疗单位来完成。

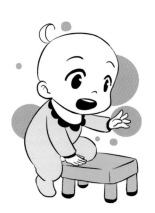

0～1岁儿童活动

(1)听说和对话活动详见表3-6～表3-9所示。

表3-6 制作图片角的活动

编号：C101	图片角		
分类：听说			
适龄：1岁	活动方法：		
活动目的：	拿一些大幅的、清晰的彩色图片，孩子对它们会非常感兴趣。找一些不同样式的圆圈、方格图案、脸以及人的图片，用胶水分别将其粘在纸板上，并且用干净的透明塑料纸塑封起来。		
让孩子能认知简单清晰的彩色图片。	建立一个图片角，用胶带把一些图片固定在墙上或者地板上，也可以从天花板上悬挂下来，这样孩子抬起头就能看到图片，但要注意悬挂的距离，以免婴儿一抬头就碰到。引导孩子进入图片角，家长用手拍图片，并告诉他图片的内容。		
	🏠 室内	🕐 2~10分钟	🖥 3次/天
活动记录			

第一天	第二天	第三天	第四天	第五天	第六天	第七天

表3-7 辨识不同材质的活动

编号：C102	不同材质的图片		
分类：听说			
适龄：1岁	活动方法：		
活动目的：	出示不同材质的图片，这类图片可以自制。画幅画或者挑选一幅比较大的清晰图片（动物、花或者人脸），在上面添加一些不同的材料。例如简单的画一只兔子，然后把柔软的棉球粘在画上作为尾巴；或者画一张大大的笑脸，用胶水把纽扣粘在上面做眼睛。把图片放在孩子能看到但够不到的地方，并确定他不会去拽那些小物品，否则这些物品放在嘴里会很危险。并和孩子谈论图片内容。		
让孩子能认知不同材质的图片。			
	🏠 室内	🕐 1~3分钟	🖥 2次/天
活动记录			

第一天	第二天	第三天	第四天	第五天	第六天	第七天

表3-8　练习趴着抬头的活动

编号：C103	悬挂的人脸图		
分类：听说			
适龄：1岁	活动方法：		
活动目的： 让孩子能 趴着时抬头看。	准备三张圆形的硬纸板，在每张纸板上画一个大大的彩色人脸，准备的人脸都是快乐的表情，但在细节上可以有所不同。把这些图悬挂在衣架或者钉子上，挂的低一点。让孩子趴在柔软的垫子或者地毯上，这样他抬头就可以看到图片。慢慢的转动这些图片，这样孩子就时而能看到图片，时而不能看到图片。当然利用微风也能达到这个效果。 　　"宝宝，你看到了什么？那是脸。"		
	室内户外皆可	1~5分钟	3次/天
活动记录			
第一天	第二天	第三天	第四天	第五天	第六天	第七天

表3-9　看图说话的活动

编号：C104	书中的第一幅画		
分类：听说			
适龄：1岁	活动方法：		
活动目的： 让孩子能 看图； 听家长说话。	把孩子抱在膝盖上，或者让他靠在大人身边。准备一本有简单并清晰彩图的书，拿在手里使两个人都能看到。和孩子一起看书，一页一页地翻看，引导他观看图画，并且和他轻声谈论画的内容。 　　"看看这幅画里的小男孩正在玩。" 　　"看这些男孩和女孩。" 　　"那是一个小宝宝，就像你一样。"		
	室内、户外皆可	1~10分钟	3次/天
活动记录			
第一天	第二天	第三天	第四天	第五天	第六天	第七天

(2) 艺术和创造活动如表3-10～表3-14所示。

表3-10　观察四周的活动

编号：A101	**悬挂的人脸图**					
分类：美术						
适龄：1岁	活动方法：					
活动目的： 让孩子能 看到四周； 伸手。	剪几段15～20厘米的彩色丝带或纱线，绑在椅脚、床的扶手、桌脚或者孩子可以看到的其他地方。将丝带放在孩子近处，引导他观察这些色彩。轻轻的吹动这些丝带，告诉孩子他看到了什么。 　　"那是条红色的缎带。看到他动了吗，宝宝？" 　　"很漂亮，是吗？"					
	🏠 室内、户外皆可	🕐 1～5分钟		🖥 2次/天		
活动记录						
第一天	第二天	第三天	第四天	第五天	第六天	第七天

表3-11　体验不同触觉的活动

编号：A102	**不同质地的布料**					
分类：美术						
适龄：1岁	活动方法：					
活动目的： 让孩子能 感觉周围事物。	收集不同质地的布料，光滑的丝绸、粗糙的毛巾、柔软的棉布等，在孩子的手臂和腿上轻轻地摩擦布料，向他描述这些布料的触感。 　　"感觉怎么样？很软，是吗？" 开展此活动时动作要缓慢、轻柔。确保孩子不会被这种感觉吓到。					
	🏠 室内、户外皆可	🕐 2～15分钟		🖥 3次/天		
活动记录						
第一天	第二天	第三天	第四天	第五天	第六天	第七天

表3-12　关注图案的活动

编号：A103	拼图棉被
分类：美术	
适龄：1岁	活动方法：
活动目的：	在孩子的肚子上盖一条彩色的几何图案的毯子或棉被，引导他观察图案，告诉他这些图案的形状。
让孩子能抬头看四周。	"这是红色。" "上面都是小圆点。" "看到了吗？" 引导孩子关注棉被上的其他图案，并告诉他他看到是什么。

	室内		2～15分钟		3次/天

活动记录						
第一天	第二天	第三天	第四天	第五天	第六天	第七天

表3-13　追视移动物品的活动

编号：A104	滚积木
分类：积木	
适龄：1岁	活动方法：
活动目的：	将孩子抱在膝上，在他面前滚动一块彩色大积木。可以选择内部有铃铛的积木，以引起孩子的注意。向孩子描述积木的颜色，发出的声音，以及它是如何移动的。
让孩子能追视移动物品。	"它动起来了，看这块积木滚起来了，宝宝！" "你能听到铃声吗？"

	室内、户外皆可		1～5分钟		1～2次/天

活动记录						
第一天	第二天	第三天	第四天	第五天	第六天	第七天

表3-14　一起跳舞的活动

编号：A105	和孩子跳舞		
分类：音乐			
适龄：1岁	活动方法：		
活动目的： 让孩子能 听音乐； 感受动作和 节奏。	抱着孩子绕着场地跳舞。这可以成为日常生活的一部分，如抱着孩子跳舞至换尿布的桌子。也可以将其作为一个独立的音乐活动，你可以和孩子边唱边跳，或者随着音乐盒或唱片里柔和的音乐跳舞。		
	🏠 室内、户外皆可	🕐 1～3分钟	💻 3次/天
活动记录			
第一天	第二天	第三天	第四天	第五天	第六天	第七天

1～2岁儿童活动

(1)听说对话活动如表3-15～表3-19所示。

表3-15　观察行为和语言的活动

编号：C201	观察成人阅读		
分类：听说			
适龄：2岁	活动方法：		
活动目的： 让孩子能 观察你的行为； 听你说话。	当你在工作中需要阅读材料时，引导孩子观察你的行为。给孩子看你正在看的材料，并告诉他你在做什么。 　"宝宝，这饼干怎么做呢？" 　"嗯，让我来看看说明书。" 　"看到盒子上的说明书了吗？" 　"我正在看这个说明书。" 　"它可以教我怎么给你做饼干。"		
	🏠 室内、户外皆可	🕐 2～15分钟	💻 3次/天
活动记录			
第一天	第二天	第三天	第四天	第五天	第六天	第七天

表3-16　看图唱歌的活动

编号：C202	看图唱歌
分类：听说	
适龄：2岁	活动方法：
活动目的： 让孩子能 看图； 听你说话。	和孩子一起看有歌谣的纸板书，确保他能看到书里的图片。当你翻到熟悉的旋律时，就唱歌给他听。如果他喜欢的话，可以重复一遍。不要急着把整本书看完，翻一两页就足够了。

🏠 室内、户外皆可	🕐 5～10分钟	💻 3次/天

活动记录						
第一天	第二天	第三天	第四天	第五天	第六天	第七天

表3-17　看图躲猫猫的活动

编号：C203	图片躲猫猫
分类：听说	
适龄：2岁	活动方法：
活动目的： 让孩子能 看图； 玩躲猫猫。	出示给孩子一张大的、颜色明亮的、清晰的动物图片，动物形象是孩子所熟悉的，比如狗、猫或鸟。当孩子看图时，用布把图片遮起来；然后问他小狗跑哪里去了，最后再迅速把布拿走。 　"宝宝，小狗在哪里？它去哪儿了？" 　"小狗在这里！" 当你这么做时，观察孩子是否会想到要把布拿走，和他一起分享游戏的快乐。

🏠 室内、户外皆可	🕐 2～5分钟	💻 3次/天

活动记录						
第一天	第二天	第三天	第四天	第五天	第六天	第七天

表3-18 表达感觉的活动

编号：C204 分类：听说 适龄：2岁 活动目的： 让孩子能 用不同声音表 达不同感觉。	表达感觉				
	活动方法： 当孩子用不同声音来表达他的感觉时，对着他说话，告诉他你认为他想要表达的意思。 "是的，你喜欢那只狗，是吗？" "哇，你这么高兴！"				
	室内、户外皆可	1~2分钟		3次/天，尽可能多	
活动记录						
第一天	第二天	第三天	第四天	第五天	第六天	第七天

表3-19 练习发声的活动

编号：C205 分类：听说 适龄：2岁 活动目的： 让孩子能 很大声或很轻 声地发出声音。	大声叫喊，小声嘀咕				
	活动方法： 当孩子开始牙牙学语时注意倾听他声音的大小变化，模仿他的声音，鼓励他再次发声。当你的声音与孩子的发音不太一致时，观察他会有什么反应。你的音量可前后保持一致，但发声要有变化。例如，孩子发出"巴巴巴巴"的声音，你可以说"哔哔哔哔"。当孩子说的很好时，你可以抱抱她，和他一起笑。 "宝宝，你真的是想说话了呀。"				
	室内、户外皆可	2~3分钟		3次/天	
活动记录						
第一天	第二天	第三天	第四天	第五天	第六天	第七天

(2)艺术和创造的活动如表3-20～表3-24所示。

表3-20　和颜色躲猫猫的活动

编号：A201	和颜色躲猫猫		
分类：美术			
适龄：2岁	活动方法：		
活动目的： 让孩子能 看近处物体。	和孩子面对面坐着，举起一张彩色的纸，上面有一幅图、一个图形和一个图案。和孩子做游戏，先把自己藏在纸后，然后将纸从你脸前移开。移开彩纸时要缓慢，让孩子有时间观察彩纸的颜色和形状。 　"玩躲猫猫吧，宝宝，我在这里。"		
	室内、户外皆可	2～10分钟	2次/天

活动记录						
第一天	第二天	第三天	第四天	第五天	第六天	第七天

表3-21　观察手脚的活动

编号：A202	彩色的手腕		
分类：美术			
适龄：2岁	活动方法：		
活动目的： 让孩子能 看手和脚。	在孩子的手腕或脚踝上松松地系上彩色丝带，并轻轻晃动他的手臂和腿，引导他关注丝带。告诉他丝带的颜色，向他描述丝带是如何移动的。 　"看那条丝带，它在动。" 当孩子对此活动不感兴趣时，一定要解开丝带。尝试使用不同质地的材料制作腕带。		
	室内、户外皆可	2～15分钟	1～2次/天

活动记录						
第一天	第二天	第三天	第四天	第五天	第六天	第七天

表3-22　观察手的活动

编号：A203	彩色的袜子			
分类：美术				
适龄：2岁	活动方法：			
	收集彩色的或有趣味图形的成人袜子。将袜子对折，绕过孩子的手，并抓住袜子的两端，随后将孩子的手移到他面前，引起他的注意。告诉孩子他看到了什么。			
活动目的：	"它是蓝色的，宝宝。看到它动了吗？"			
	"看看你手里漂亮的蓝色线条。"			
让孩子能	尝试使用不同质地的袜子。			
看手指和手。				
	🏠 室内、户外皆可	🕐 2~10分钟	💻 3次/天	
活动记录				
第一天	第二天	第三天	第四天	第五天	第六天	第七天

表3-23　观察移动物品的活动

编号：A204	看悬挂物体			
分类：美术				
适龄：2岁	用彩色粗铅笔在白纸上画一些不同的形状，如圆形、三角形或者正方形等。在每张纸上打孔，穿上彩色丝带或线挂起来，引导孩子观察他们是如何飘动的。将这些图案挂在换尿布的桌子上方、秋千上或窗外的树上。			
活动目的：				
让孩子能				
追视移动物品。				
	🏠 室内、户外皆可	🕐 2~15分钟	💻 1~2次/天	
活动记录				
第一天	第二天	第三天	第四天	第五天	第六天	第七天

表3-24　移动物品的活动

编号：A205	从柜子上拿积木	
分类：积木		
适龄：2岁	活动方法：	
活动目的： 让孩子能 移动轻的 大物品。	将五块泡沫大积木或纸板积木放在矮柜上。帮助孩子坐在离柜子较近的地方，方便他拿积木，鼓励他自己从柜子拿积木玩。 "那是大积木，宝宝。" "你可以把他们捡起来，推他们。"	
	🏠 室内、户外皆可　　🕐 1～10分钟　　💻 3次/天	
活动记录						
第一天	第二天	第三天	第四天	第五天	第六天	第七天

2～3岁儿童活动

（1）听说对话的活动如表 3-25 ～ 表 3-28 所示。

表3-25　理解词汇的活动

编号：C301	自问自答	
分类：对话		
适龄：3岁	活动方法：	
活动目的： 让孩子能 理解较多词汇。	将孩子熟悉的几个物品（鞋子、娃娃等）放在盘子或者大塑料箱的盖子里，并展示给孩子看。你可以向孩子提问某件物品在哪里，接着你将此物品挑出来。 "勺子在哪里啊？" "勺子在这里。" 让孩子自己玩这些玩具，并告诉他玩具的名称。	
	🏠 室内　　🕐 3～10分钟　　💻 3次/天	
活动记录						
第一天	第二天	第三天	第四天	第五天	第六天	第七天

表3-26　熟悉词汇的活动

编号：C302	孩子听懂了吗
分类：对话	
适龄：3岁	**活动方法：** 每天询问孩子的想法和需要。当你在做这些活动时，对着孩子多次重复这些话语。 "宝宝，你是不是饿了？你是不是想吃东西了？" 停顿一下，观察孩子是否理解你的话语。他可能会看着吃饭用的勺子，或者伸出胳膊要你抱，这时你就可以说出孩子还不会表达的想法。
活动目的： 让孩子能听懂熟悉的词汇，并做出反应。	
	🏠 室内、户外皆可　　🕐 1~2分钟　　💻 3次/天，尽可能多

活动记录						
第一天	第二天	第三天	第四天	第五天	第六天	第七天

表3-27　看图看书的活动

编号：C303	孩子的第一个图书馆
分类：对话	
适龄：3岁	**活动方法：** 为孩子创建一个图书馆，将书放在孩子能够到的地方。里面陈列8~10本纸板书，供孩子选择。这些书可以是自制的。当孩子选择一本书看时，你可以帮助他翻页，和他谈论书中的内容。活动后一定要把书放回原处，这样孩子下次仍然能找到这本书。 "宝宝，你挑选了这本小狗的书。我们来看看，书里面有什么。"
活动目的： 让孩子能看图看书。	
	🏠 室内　　🕐 3~5分钟　　💻 2次/天

活动记录						
第一天	第二天	第三天	第四天	第五天	第六天	第七天

表3-28　熟悉声音的活动

编号：C304	将语句补充完整					
分类：对话						
适龄：3岁	活动方法：					
活动目的：	帮助孩子识别每天会出现的各种声音，如电话铃声、敲门声、水流声等，并告诉他这些声音的名称。当你听到某种声音时，可以告诉孩子这是什么声音。					
	"是电话铃声响了，滴铃铃的。我要去接电话了。"					
让孩子能	"你听到了吗？那是什么声音？那是流水的声音，哗哗的流水。"					
听你说话；	🏠 室内、户外皆可	🕐 1～2分钟		💻 3次/天，尽可能多		
听熟悉的声音。						
活动记录						
第一天	第二天	第三天	第四天	第五天	第六天	第七天

（2）艺术和创造的活动如表3-29～表3-32所示。

表3-29　撕纸的活动

编号：A301	撕　纸					
分类：创意						
适龄：3岁	活动方法：					
活动目的：	给孩子几张纸用来撕。你可以给孩子不同颜色和质地的纸张。向他描述他在做什么，以及纸的外观和触感。					
	"看到吗？你在撕纸。现在你有两张纸了。"					
让孩子能	引导孩子把纸的碎片藏在一张已经涂过胶水的纸上，将其制成一幅画，挂在他可以看到的地方。					
撕纸。						
	🏠 室内	🕐 2～10分钟		💻 2次/天		
活动记录						
第一天	第二天	第三天	第四天	第五天	第六天	第七天

表3-30　感受不同触觉的活动

编号：A302	触摸不同质地的书			
分类：创意				
适龄：3岁	活动方法：			
	在几张12平方厘米的纸板上粘上几块布料，沿着每张纸的边缘打孔，用牢固的线或丝带系起来制成书。确保书中左页和右页上的布料材质是相对的，如软的和硬的、光滑的和粗糙的、绒毛的和光滑的、厚的和薄的等。			
活动目的：	"这边摸上去毛毛的，像毛巾。"			
让孩子能用手指感受不同的物体。	"你能感觉到吗？"			
	🏠 室内、户外皆可	⏰ 2~5分钟		💻 3次/天
活动记录				

第一天	第二天	第三天	第四天	第五天	第六天	第七天

表3-31　听音乐舞动的活动

编号：A303	趴着摇晃			
分类：创意				
适龄：3岁	活动方法：			
	让孩子的手和膝盖着地趴在地板上，你也这样趴在孩子身边。播放欢快的音乐，或唱一首欢快的歌。随着音乐前后摇晃，并鼓励他和你一起摇晃。你们还可以趴着做其他动作，如摇头、爬行等。			
活动目的：				
让孩子能听音乐舞动。				
	🏠 室内、户外皆可	⏰ 1~10分钟		💻 1~2次/天
活动记录				

第一天	第二天	第三天	第四天	第五天	第六天	第七天

表3-32　观察颜色的游戏

编号：A304	彩色的水	
分类：创意		
适龄：3岁	活动方法： 帮助让孩子坐在高脚椅上，给他系上围兜，挽起袖子。在盘子里倒一些水，然后倒一些食用色素至水里。给宝宝演示轻轻地搅动水，描述水的颜色的变化，深浅浓薄。 　　"宝宝，看，有蓝色的漩涡。" 当孩子失去兴趣时，立即将他抱下来，停止游戏。	
活动目的： 让孩子能 摇动小罐头， 聆听声音。		

🏠 室内、户外皆可	🕐 2~5分钟	💻 1~2次/天

活动记录						
第一天	第二天	第三天	第四天	第五天	第六天	第七天

促进肌肉和感知觉的活动（0~3岁）

0~1岁儿童活动

大肌肉运动——运动与平衡的活动如表 3-33 ~ 表 3-37 所示。

表3-33　听音乐舞动的活动

编号：S101 分类：运动平衡	摇动彩带					
适龄：1岁	活动方法：					
活动目的： 让孩子能 开始转头。	在一根彩色丝带上系上漂亮的串珠或套圈，挂在换尿布的桌子上方。轻轻地摇动彩带，这样孩子换尿布时就会转动头部来观察彩带。每周把丝带挂在换尿布区域的不同位置上，引导孩子转头或转身。 　　"看，宝宝，你看到那只漂亮的黄色铃铛了吗？" 　　"你能看出来它在动吗？"					
	🏠　室内	⏰　2~7分钟	💻　3次/天			
活动记录						
第一天	第二天	第三天	第四天	第五天	第六天	第七天

表3-34　练习转头的活动

编号：S102 分类：运动平衡	摇铃在哪里					
适龄：1岁	活动方法：					
活动目的： 让孩子能 转头寻找声源。	让孩子平躺，在他头边轻轻摇动铃铛，引导他向声音的方向转动头部。在另一侧再摇动铃铛，鼓励孩子转头。重复多次，帮助孩子练习转头、控制颈部肌肉。 　　"听到了吗，宝宝？是铃铛。" 　　"你可以找到声音在哪里吗？"					
	🏠　室内、户外皆可	⏰　2~10分钟	💻　3次/天			
活动记录						
第一天	第二天	第三天	第四天	第五天	第六天	第七天

表3-35　伸手踢腿的活动

编号：S103	悬挂木棒					
分类：运动平衡						
适龄：1岁	活动方法：					
活动目的： 让孩子能踢腿；伸手触摸物品。	在孩子头部上方15厘米处挂上木棒或其他牢固有趣的物品。引导孩子用手、手臂、脚去触摸玩具。 "宝宝，踢那只木棒。" "你踢到了，再来一次。"					
	室内、户外皆可		5～15分钟		3次/天，尽可能多	
活动记录						
第一天	第二天	第三天	第四天	第五天	第六天	第七天

表3-36　抬头看物的活动

编号：S104	在成人的肩膀上					
分类：运动平衡						
适龄：1岁	活动方法：					
活动目的： 让孩子能从成人肩膀上把头抬起来。	将孩子抱在手中，让他的头部靠在你的肩膀上，抱着他绕着房间走动，告诉他所看到的物品的名称。向孩子指出头顶上方的物品，这样可以训练他抬头看。坐在窗户、悬挂物或图画下，引导孩子抬头观察有趣的事物。左右肩膀轮换着给孩子依靠，这样他可以向不同的方向抬头。 "宝宝，看这些漂亮的图片。" "看上面，那是小狗的图片。"					
	室内、户外皆可		2～10分钟		3次/天，尽可能多	
活动记录						
第一天	第二天	第三天	第四天	第五天	第六天	第七天

表3-37 踢腿的活动

编号：S105	踢铃铛
分类：运动平衡	
适龄：1岁	活动方法：
活动目的：	将闪亮的小铃铛小心地缝在袜口或松紧带上。在每个孩子的脚上套上袜子，摇摇他的脚，让铃铛发出声音。鼓励孩子自己做这样的踢腿训练。
让孩子能踢腿。	"踢呀，踢呀，踢呀。宝宝，听到铃铛的声音了吗？"
	"我们再来一次。"

🏠 室内、户外皆可	🕐 2~10分钟	💻 3次/天，尽可能多

活动记录						
第一天	第二天	第三天	第四天	第五天	第六天	第七天

表3-38 抓握玩具的活动

编号：H101	抓握玩具
分类：抓握	
适龄：1岁	活动方法：
活动目的：	用小玩具或小木块摩擦孩子的手掌，促使他抓握。当他的手指握上木块边缘时，让他自己抓住木块。
让孩子能开始抓握小物品。	"这里有一个木块，宝宝。你能抓住它吗？"

🏠 室内、户外皆可	🕐 2~5分钟	💻 3次/天

活动记录						
第一天	第二天	第三天	第四天	第五天	第六天	第七天

表3-39　握拳的活动

编号：H102	水　滴			
分类：抓握				
适龄：1岁	活动方法：			
	让孩子躺在毯子上或坐在婴儿专用椅上，将几滴水滴到他的手掌上。告诉孩子你在做什么，帮他摊开手掌，当水滴下来后把手握成拳头。			
活动目的：	"噢，水有点凉，是吗？"			
	"你能把水握起来来抓住水滴吗？"			
让孩子能握拳。	如果孩子对此活动不感兴趣，就停下来，换其他活动。			
	🏠 室内、户外皆可	🕐 2～5分钟	⌨ 2次/天	
活动记录				
第一天	第二天	第三天	第四天	第五天	第六天	第七天

表3-40　抓握围巾的活动

编号：H103	拉围巾			
分类：抓握				
适龄：1岁	活动方法：			
	将长围巾放在孩子手中，鼓励他用手指完全握住围巾，把围巾抓在手中。			
活动目的：	"宝宝，你是不是拿着我的围巾？"			
	"紧紧地抓住它，不然我要把它拉走了哦。"			
让孩子能开始抓握物品。	注意活动结束后，把围巾收起来。			
	🏠 室内、户外皆可	🕐 3分钟	⌨ 2次/天	
活动记录				
第一天	第二天	第三天	第四天	第五天	第六天	第七天

表3-41 挤压玩具的活动

编号：H104	挤压玩具
分类：抓握	
适龄：1岁	活动方法：
	收集一些体积较小、质感柔软、挤压后会发出声音的玩具。在孩子面前握住玩具，挤压使其发声。把玩具给孩子，让他在玩的过程中练习积压的动作。确保玩具不会因为挤压而弹出去，同时防止孩子吞下小玩具。
活动目的：	"用力握住这只鸭子。你可以做到的。"
让孩子能抓握玩具；触觉训练。	"再握一次，让他发出声音来。"
	也可以尝试抓握其他会发声的物体，如包装纸等。

🏠 室内	🕐 2~10分钟	💻 2次/天

活动记录						
第一天	第二天	第三天	第四天	第五天	第六天	第七天

表3-42 观察图形的活动

编号：H105	几何图形
分类：抓握	
适龄：1岁	活动方法：
	画一些几何图形给孩子看，可以是黑白相间的格子、螺旋形图案、雪花图案、交叉线或其他图形。这些几何图形大小不同，用彩色粗记号笔画在12平方厘米或更大的白纸上。将这些图片挂在孩子容易看到的地方。
活动目的：	经常更换孩子的位置，这样他就不会厌倦看同一个事物。
让孩子能开始抓握小物品。	

🏠 室内、户外皆可	🕐 1~2分钟	💻 3次/天

活动记录						
第一天	第二天	第三天	第四天	第五天	第六天	第七天

1～2岁儿童活动

(1) 大肌肉运动——运动与平衡的活动如表 3-43 ～表 3-44 所示。

表3-43　左右翻身的活动

编号：S201	在帮助下翻身		
分类：运动平衡			
适龄：2岁	活动方法：		
活动目的： 让孩子能开始翻身。	让孩子平躺在柔软的毯子或垫子上，家长在他旁边坐着或跪着。轻轻地拉孩子外侧的腿，让他开始翻转并腹部朝下。如果孩子的身体主动随着腿部开始翻转，那就让他自己完成这个动作。 　"翻过来了，你翻过来了，宝宝。" 如果孩子没有自己翻身的迹象，就需要家长帮助他。一旦发现他的身体不会主动跟着腿部翻动，就要非常轻柔的引导他把身体也翻转过来。		
	🏠 室内、户外皆可	⏰ 1～3分钟	💻 3次/天，尽可能多
活动记录			

第一天	第二天	第三天	第四天	第五天	第六天	第七天

表3-44　坐时的活动

编号：S202	坐时伸手拿玩具		
分类：运动平衡			
适龄：2岁	活动方法：		
活动目的： 让孩子能在有支撑的情况下坐。	帮助孩子坐在软垫上，身后有枕头支撑住，以免他倒下来受伤。在他前面不远处放一些玩具，需要他前倾伸手才能拿到。让孩子自己玩玩具，并告诉他在做什么。 　"你现在拿到球了，宝宝。" 　"太棒了，是你自己拿到的。"		
	🏠 室内、户外皆可	⏰ 2～10分钟	💻 3次/天
活动记录			

第一天	第二天	第三天	第四天	第五天	第六天	第七天

（2）小肌肉运动——抓握感知的活动如表 3-45 ～
表 3-48 所示

表3-45　观察手部的活动

编号：H201 分类：小肌肉 适龄：2岁 活动目的： 让孩子能 观察自己的手。	彩带袖口
	活动方法： 将一条彩带粘成圆环，将彩带套在孩子手腕上，摇摇他的手，让他注意彩带的飘动。鼓励孩子观察并拉动彩带。 "你看到那条红色的彩带了吗？" "你伸手摸摸。" 确保彩带不会太紧或太松。

🏠 室内、户外皆可	🕐 2～10分钟	💻 3次/天

活动记录						
第一天	第二天	第三天	第四天	第五天	第六天	第七天

表3-46　双手握住玩具的活动

编号：H202 分类：抓握 适龄：2岁 活动目的： 让孩子能 任用一只手 握住小玩具。	同时握两个物体
	活动方法： 在盘子里放一些孩子可以单手握住的小玩具。给他两个玩具，让他一只手拿一个玩具。如果玩具掉下来，就再拿一个玩具放在他的空手中，让他握住。 "这是一个木块，宝宝。" "你能再拿一个吗？" "现在你拿了两个。"

🏠 室内、户外皆可	🕐 5～7分钟	💻 2次/天

活动记录						
第一天	第二天	第三天	第四天	第五天	第六天	第七天

表3-47　不同触觉感受的活动

编号：H203	艺术品毯子	
分类：感知觉		
适龄：2岁	**活动方法：**	
活动目的： 让孩子能触摸四周的物品。	将孩子放在不同质感的布料上，他只穿尿布或穿很少衣服时都可以。布料可以是羊毛、柔软的绒毛织品、柔顺光滑的绸缎、毛茸茸的毛巾或柔软的旧毛衣。向孩子描述他的感觉。 　　"那个摸起来怎么样？好柔软。" 阳光明媚时，也可以在户外进行此活动。	

🏠 室内、户外皆可	🕐 2~10分钟	💻 3次/天

活动记录						
第一天	第二天	第三天	第四天	第五天	第六天	第七天

表3-48　吹气的活动

编号：H204	吹　气	
分类：感知觉		
适龄：2岁	**活动方法：**	
活动目的： 让孩子能感觉周围的事物。	接过孩子的手，轻轻地往他手掌里吹气。 　　"我在你手上吹气。你能感觉到吗？" 朝孩子的其他身体部位吹气，并告诉他你在做什么。 　　"我要准备向你的脚指吹气了。你能感觉到吗？"	

🏠 室内、户外皆可	🕐 2~10分钟	💻 2次/天

活动记录						
第一天	第二天	第三天	第四天	第五天	第六天	第七天

2～3岁儿童活动

（1）大肌肉运动——运动与平衡的活动如表3-49～表3-52所示。

表3-49　爬向玩具的活动

编号：S301	找玩具					
分类：运动平衡						
适龄：3岁	活动方法：					
活动目的： 让孩子能爬向玩具。	将玩具分散放在地板各处，把孩子放在软垫子上，并保证他旁边没有玩具。将玩具指给孩子看，鼓励他爬到玩具处。 "宝宝，看，汽车在我这里。" "你爬过来拿吧。"					
	🏠 室内、户外皆可	🕐 5～15分钟		💻 3次/天		
活动记录						
第一天	第二天	第三天	第四天	第五天	第六天	第七天

表3-50　爬行比赛的活动

编号：S302	爬行比赛					
分类：运动平衡						
适龄：3岁	活动方法：					
活动目的： 让孩子能模仿动作。	手和膝盖触地，跪在孩子身旁，在他身前不远处爬行，然后转身叫他跟上来。 "宝宝，快，来抓我。" 你可以一边爬一边和孩子说话，观察他是否会跟着你爬。如果你不能爬，可以弯下腰引起他的注意，然后不断移动引导他跟着你往前爬。					
	🏠 室内、户外皆可	🕐 2～10分钟		💻 3次/天		
活动记录						
第一天	第二天	第三天	第四天	第五天	第六天	第七天

表3-51　捡回玩具的活动

编号：S303	捡回玩具
分类：运动平衡	
适龄：3岁	活动方法：
活动目的： 让孩子能 爬向玩具。	你坐在地板上，让孩子坐在你的腿上。把他喜欢的玩具扔到前方，鼓励他爬过去捡起玩具，再爬回来给你。可以尝试不同的玩具，鼓励孩子爬过去捡回来。 　　"去拿那个火车，宝宝。你很喜欢火车的。"

🏠 室内、户外皆可	🕐 2～10分钟	⌨ 2次/天

活动记录						
第一天	第二天	第三天	第四天	第五天	第六天	第七天

表3-52　爬过障碍物的活动

编号：S304	爬垫子
分类：运动平衡	
适龄：3岁	活动方法：
活动目的： 让孩子能 爬过障碍； 平衡前进。	将一些旧的沙发垫放在地板上，垫子的另一侧放置柔软的毯子等，以防孩子摔倒。鼓励孩子爬过去，可以在垫子后面放一些柔软的玩具，吸引他的注意，观察他是否会爬过去拿玩具。 　　"宝宝，往这边爬。" 　　"你真棒呀。" 注意要小心看护，以免孩子失去平衡而摔下来。

🏠 室内、户外皆可	🕐 5～15分钟	⌨ 2次/天

活动记录						
第一天	第二天	第三天	第四天	第五天	第六天	第七天

(2) 小肌肉运动——抓握感知的活动如表3-53~表3-56
所示。

表3-53　挤压海绵的活动

编号：H301	玩水游戏		
分类：抓握感知			
适龄：3岁	活动方法：		
活动目的：	在小水盆或浴盆里放入1厘米深的温水，帮助孩子坐进去。给他一些小杯子用来装水、倒水，一些勺子用来舀水，一些海绵用来挤水。同时和孩子谈论他正在做的事情。		
让孩子能运用手指挤压。	"宝宝，用你的手指挤一下那块海绵。"		
	"有水流出来了，真好玩。"		
	室内	5~15分钟	1~2次/天
活动记录			
第一天	第二天	第三天	第四天	第五天	第六天	第七天

表3-54　手指戳物的活动

编号：H302	戳　洞		
分类：抓握感知			
适龄：3岁	活动方法：		
活动目的：	给孩子一些有洞的玩具，让他可以用手指去戳，比如玩具电话、棋盘或纸箱。保证洞口足够大，并没有锋利的边缘。		
让孩子能用手指戳。	"宝宝，你把手指放到电话拨号孔里去。"		
	"这是一个圆圆的洞。"		
	室内	2~10分钟	2次/天
活动记录			
第一天	第二天	第三天	第四天	第五天	第六天	第七天

表3-55　手指协调性的活动

编号：H303	翻纸板书					
分类：抓握感知						
适龄：3岁	活动方法：					
活动目的： 让孩子能 手指协调运动。	和孩子一起看纸张较硬的纸板图画书，和他谈论你们看到每页的内容，并告诉孩子如何自己翻书页。你要帮助他一次只翻一页。 　"宝宝，想想下一页上会是什么？" 　"你能翻一下书，看看下一页上是什么吗？"					
	🏠　室内		🕐　3~10分钟		💻　2次/天	
活动记录						
第一天	第二天	第三天	第四天	第五天	第六天	第七天

表3-56　敲击物品的活动

编号：H304	一起敲					
分类：抓握感知						
适龄：3岁	活动方法：					
活动目的： 让孩子能模仿； 双手一次抓握 两件小物品。	给孩子两块积木，每只手一块。你自己每只手里也拿一块积木，敲击这两块积木给宝宝看。引导孩子模仿你的动作，敲击积木。当他可以敲击积木后，换一些比较难敲击的物品，如给孩子两把勺子或体积更小的积木。 　"宝宝，来敲这些积木。" 　"敲！敲！敲！"					
	🏠　室内、户外皆可		🕐　2~7分钟		💻　3次/天	
活动记录						
第一天	第二天	第三天	第四天	第五天	第六天	第七天

有益注意力发展的活动（4～6岁）

本章节提供一些有益于较大儿童注意力发展的活动项目（见表3-57～3-63）。活动记录也为家长提供了回顾儿童活动的机会。

表3-57 锻炼注意力的活动

编号：G01 分类：感统注意力	扑克游戏					
适龄：4～6岁	活动方法：					
活动目的： 锻炼注意力、及快速反应能力。	取三张不同的牌，随意排列于桌上，如从左到右依次是梅花2、黑桃3、方块5，选取一张要记住的牌，如梅花2，让孩子盯住这张牌，然后把三张牌倒扣在桌上，由家长随意更换三张牌的位置，然后，让孩子报出梅花2在哪儿。如他说对了，就算胜利，两人轮换做游戏，随着能力的提高，家长可以增加难度，如增加牌的数量，变换牌的位置的次数和提高变换牌位置的速度。					
	🏠 室内		⏰ 3～5分钟		💻 3次/天	
器械：扑克牌。						
活动记录						
第一天	第二天	第三天	第四天	第五天	第六天	第七天

表3-58 锻炼反应能力的活动

编号：G02 分类：感统注意力	玩"开火车"游戏					
适龄：4～6岁	活动方法：					
活动目的： 集中注意力、锻炼思维快速反应能力。	游戏要三人以上，一家三口就可以完成，如果有爷爷奶奶或其他人员参加，那就更好了。为了叙述的方便，现以三人为例，方法是：三人围坐一圈，每人报上一个站名，通过几句对话语言来开动"火车"，如，父当作北京站，母当作上海站，孩子当作广州站。父拍手喊："北京的火车就要开。"大家一齐拍手喊："往哪开？"父拍手喊"广州开"，于是，当广州站的儿子要马上接口："广州的火车就要开。"大家又齐拍手喊："往哪开？"儿子拍手喊："上海开"。这样火车开到谁那儿，谁就得马上接得上口，"火车"开得越快越好，中间不要有间歇。					
	🏠 室内、户外皆可		⏰ 10分钟		💻 1次/天	
器械：无。						
活动记录						
第一天	第二天	第三天	第四天	第五天	第六天	第七天

表3-59　锻炼控制能力的活动

编号：G03	来回倒水不洒出	
分类：感统注意力		
适龄：4~6岁	活动方法：	
活动目的： 锻炼注意力、手部控制能力。	在没有把手的杯中注入1/3的水，然后示范将水倒入另一同样的杯中，来回倒一次。鼓励孩子也同样这样做。 标准：会将水来回倒三次，不洒出。	
	室内	5分钟	3次/天
器械：水和水杯。		
活动记录		

第一天	第二天	第三天	第四天	第五天	第六天	第七天

表3-60　锻炼手眼协调的活动

编号：G04	折纸边、角整齐（长方形）	
分类：感统注意力		
适龄：4~6岁	活动方法：	
活动目的： 锻炼注意力、手眼协调。	示范用一长方形纸，横竖对齐各折一折，请孩子照样做。 标准：所折纸形基本为长方形。	
	室内	5分钟	3次/天
器械：白纸。		
活动记录		

第一天	第二天	第三天	第四天	第五天	第六天	第七天

表3-61 锻炼注意力的活动

编号：G04	听力训练
分类：感统注意力	
适龄：4~6	活动方法：
活动目的： 锻炼注意力、 手眼协调。	家长读一个六位数字，速度要慢，孩子重复。逐渐增加难度，直至十位数。 例： 283920，772912，048293（六位） 　　2117293，8820182，4535312（七位） 　　83920100，62514283，00192734（八位） 　　729374629，736190384，126374900（九位） 　　4536452728，986153834，1634749207（十位）

🏠 室内	🕐 10分钟	💻 3次以上/天

器械：无。

活动记录						
第一天	第二天	第三天	第四天	第五天	第六天	第七天

表3-62 锻炼观察的活动

编号：G06	动物运动会
分类：感统注意力	
适龄：4~6岁	活动方法：
活动目的： 锻炼注意力、 观察力。	妈妈将家里的小动物玩具集合起来，给每个小动物编上号。开始时让每个小动物都站在自己的号码上，请孩子记住，然后妈妈再将号码拿起来，并把号码弄乱，再让孩子给每个小动物把它们原来的号码贴上，看看他是不是能够准确地把号码和小动物对号入座。数量逐步增加。

🏠 室内	🕐 5分钟	💻 1次/天

器械：动物，号码。

活动记录						
第一天	第二天	第三天	第四天	第五天	第六天	第七天

表3-63　锻炼记忆力的活动

编号：G07	顺序记忆		
分类：感统注意力			
适龄：4～6	活动方法：		
活动目的： 锻炼注意力、 记忆能力。	把几样（不少于5样）小物品按先后次序排列在桌上，给孩子10秒的时间记住，然后遮起来，要求他凭记忆依次说出这几样东西的名称。数量逐步增加。小物品可以是毛绒玩具、小饰品、食物等均可。		
	🏠 室内	🕐 5分钟	💻 3次/天
器械：小物品。			

活动记录						
第一天	第二天	第三天	第四天	第五天	第六天	第七天

家庭运动记录表

　　家长可以利用表 3-64 制定儿童的运动计划，并记录运动情况。

表3-64　家庭运动记录表

项目	1月	2月	3月	4月
大运动				
精细动作				
适应能力				
语言				
社交行为				

育儿的竞争

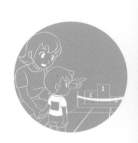

　　在育儿方面，当代的父母都面临一个悖论的困境。1~3岁的早期幼儿教育，4~6岁的儿童智力开发，小学阶段的英语、奥数竞争，中学阶段习题不做到十一点不睡觉的学习作息，进入优秀的大学，进入优秀的企业，赚钱买房，结婚生子，过幸福的一辈子，这些即便不是为了出人头地，也是隐含着打败潜在的竞争对手、超越对方的意识。这些其实是父母的一个思维困境，也是父母面临的可选择的困境。

　　当今社会的竞争不仅发生在成年人社会的职业竞争、产业竞争，也早已蔓延到儿童的培养过程，甚至出现在孩子出生之前的孕育期。在探讨或者责难政府教育制度的弊病之后，也可以从另外一个层面来看待这种竞争。那就是如何看待教育？对儿童教育的期待是什么？在这个世界上，期待是市场买卖一个很强大的诱因，任何商品竞争和商品买卖，不过是在销售这种期待，这是市场经济不言的秘密。

　　父母对儿童培养的未来回报的强烈期待，由此引发的焦虑或恐惧过于强烈，那么儿童养育的竞争就不可避免，会被纳入一种类似于商品买卖的投资与回报模式的期待中。

　　对现在父母而言，儿童的培养已经不是一个方法问题，无论我们采取什么样优秀的育儿方法，都逃避不了这种投资与回报模式的竞争。如果不改变对待儿童养育的投资回报期待的看法，这种价值观会不断引发更大的竞争，最终对孩子、养育者和家庭带来更大的负担和长久的伤害。

　　下面和大家一起探讨几个不为人所深究的价值观，通过探究这些价值观，引导父母去了解如何避免参与这种残酷的养育竞争，而真正地发展孩子的天性和创造力，给家庭和孩子本人带来真正的幸福和快乐。

有关"我"的体验

先来做几个活动。

活动一：在白纸上写下你对以下问题的回答，时间为1分钟。

你认为你身上与别人相似的地方有哪些？你身上与别人不同的地方有哪些？

可以是：

> 头、手、指纹、身高、
> 发质、嗓音、脸型……

活动二：在白纸上写下你对以下问题的回答，时间为1分钟。

你认为你身上比别人优秀的地方有哪些？你身上比别人不足的地方有哪些？

可以是：

> 学习好、朋友多、
> 体育棒、长得帅……

独一无二

心理学家阿德勒曾经指出，自卑是人类发展自身能力的一种动力。每个人心里都有一些自卑的情结，情况真的是这样的吗？事实上，多数人对自己的感觉还不错。心理学研究表明，即便在自尊研究中得分最低的人，打分的时候仍然会给予自己中等以上的评分。我们还常常认为自己的综合能力高于大多数人的能力水平。这种过高估计自身能力和自我形象，而又过低估计他人能力和水平的现象，在心理学上称为"自我服务偏见"。在群体中进行一次表彰和颁奖活动，有多数人会认为自己已经达到甚至超过了这个群体所要求的标准，应该得到表彰和奖励。对一个获得表彰的同事或者同学会有奇怪的看法，认为他不过如此，或者觉得这个奖项应该给予自己。

在心理学上还有一种有趣的现象：在对一个观点的接纳方面，往往会过高估计他人对自己观点的赞成度，认为别人应该能够理解并赞同你的想法。在干得不错或者获得相应成功的时候，会认为自己的才智和品格超乎寻常，高于他人的普遍性。由此会发展出一种独特的感受和认知，那就是"我是独特的"，在心理学上称之为"虚假独特性效应"。这种虚假的独特性，维持和加强了我们的自尊，产生了聚光灯效应。

那么，我们真的是独一无二的吗？

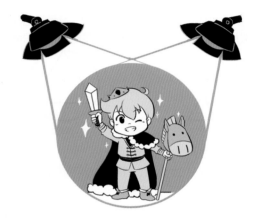

相似

我们来做一个游戏。在下面的空白处想象两个简单的几何图形，一个图形包含在另一个图形里，时间为10秒钟。

大多数人的答案是这样的(图 4-1)，或者是这样的(图4-2)。我们大多数人会以相同的思维惯性来进行思考。

图4-1

图4-2

我们再来做一个活动。

假设下图是一片土地，在土地的下面某处埋藏着宝藏，你想找一个地方向下挖掘找到宝藏。请用"×"来标记你选择的地方，时间为10秒钟。

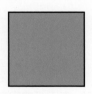

你的选择可能是这样的，标记的所有的"×"大都集中在两条对角线的附近。

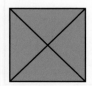

除了我们的长相，思维也是如此相似。这个现象对大多数个体来说，好像是天方夜谭，因为我们下意识地感到自己是独立存在的。如果要真正地理解自己，就需要理性。理性地来说，每个人都不是独一无二的，无论在生理机能、情绪反应、思维逻辑、社会习惯等方面，都有极大的相似性。这种认识对成长中的孩子来说是非常有益的，也可以从此打开孩子看待社会的视角。

当今社会对孩子学习和成长的压力越来越大，所有经历过或者正在经历初中或高中学习的孩子，都面临着同样的压抑情绪。越来越多的孩子出现了心理问题，有的甚至采取了一些极端的方式。因此，建议孩子的父母应该与孩子们做更多的交流，将以下三点与孩子进行充分沟通。

（1）大多数人已经经历了，或者正在经历着与你相同的事情。

（2）我们所成长的时间里，几乎所有的知识和技能都是来自于向他人的学习。

（3）向他人学习，向他人寻求帮助，是最自然的事情。

也可以教会孩子以下面步骤，进行减压。

我认知到别人
与我是相似的。

我可以说出
我的需要。

我可以向别人学习，并寻求帮助。

真正的独特

同样，来做一个活动体验我们自身的独特性。

活动：在白纸上，写下你对以下问题的回答，时间为1分钟。

你发现，你身上有哪些独特的地方？

你的回答可能是以下形式中的一种。

"我比较聪明，我比别人更执着。"

对比或者比较是非常有用的。通过比较，获得相对认知；通过比较，映衬出主体的特质；通过比较，获得优劣的评价。

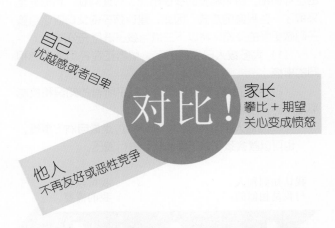

通过与别人进行"对比"，我们形成了自我的优越感；通过与别人进行"对比"，我们形成了自卑感。

　　在不断地对比之下，优越感会被超越，最后，只有一个最优秀的人能够剩下。在这个竞争性的社会中，我们常常遗忘了"我"。当眼中都是其他人时，压力就会随之而来，我依赖于他人而成为我自己，是这样的吗？

　　我们是如何形成这样的评价和认知模式的？心理学认知学派，认为自我价值被条件化，评价体系从家庭规条、社会规范和从角色标签中习得，唯独缺失对"我"的自然评价。我们看不见自己。当看不见自己，把自己存在的意义嫁接在他人和社会的评价和标准上，就会出现"价值条件化"，很多心理问题也正是来自于这种价值条件化。

　　让我们重新组织一下，对自我独特性的答案进行描述。你可以这样来描述自己的外在特点：

　　相貌：我是漂亮的。

　　声音：我嗓音浑厚。

　　身高：我个头180厘米。

　　视力：我的视力2.0。

　　……

　　也可以这样来描述自己的内在特点：

　　"我是一个……的人。"

　　"我要成为……的人。"

　　"我愿意……去做。"

　　前后两种语言描述的主要不同之处，是语言范式的变化。我们刚才的描述是"我……"，比较之前的句式："你比……；我比……"，语言范式的改变，也改变了我们的关注点，改变了我们思维的原点。

我们来看一段安妮·弗兰克在《安妮日记》中的文字。

"我变得越来越独立。虽然我还年轻，但我在面对生活的时候，比妈妈更有勇气。我对正义的探索是坚定不移的，比妈妈更忠实。我知道自己想要什么，我拥有目标，也拥有主见，我拥有信仰，也拥有爱。只有让我成为我自己，我才会觉得满意。我知道自己是女人，一个拥有内在力量和足够勇气的女人。"

你感受到了什么？

明确、坚定、面向自己的，虽然可能是当下的，但未来可以改变，典型的自我独特性的语言：我知道……，我拥有……，我成为……，我是一个……的人。

"独特性"可以帮助我们不受环境的影响，不被他人和外物条件化，物化成为他人眼中的那个我，而是成为自己。可以使用下面的过程来帮助自己，帮助孩子，去了解自己的"独特性"。

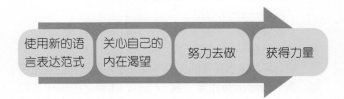

使用新的语言表达范式　关心自己的内在渴望　努力去做　获得力量

　　我们每个人，包括我们的孩子，虽然与他人有非常大的相似性，但却是独立存在的个体。当拿自己与他人对比和比较时，就会迷失自己，忽略自己的优点和特长。独特性并不依赖于对比和比较。我就是我，我是独特的自己。

　　　　独特，是一颗种子，
　　　　相似，是一片绿叶。
　　　　我拥有的相似性，
　　　　让我可以与他人融为一体。
　　　　我拥有的独特性，
　　　　让我可以独立地存在。

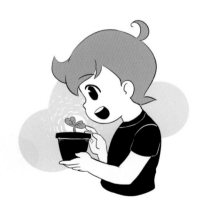

可能性

在英语学习中，我们会采用一些方法来记忆单词，比如：

(1)pull,使用单词动画法：一个人拉着 p，另一个人拉着 ll,发出"u"的哭声。

(2) scare,使用故事联想法：一只 hare,遭遇 scare,要人 care。

(3)must,使用谐音记忆法：骂死他,必须的。

(4)bookstore,使用单词分解法：book+store。

这些方法,也是我真的在使用教我孩子的方法。

著名的心理学大师萨提亚明确提出：在家庭治疗中,人有多种选择的能力和权力。她的观点暗示了一个前提,就是人可以有多种可能性做为选项。找到可能性,就会让世界变得丰富多彩,会让人生变得多姿多彩。

那么,什么是可能性?

可能性,就如同下面三个图形,或者一个英语单词有多种记忆方法。

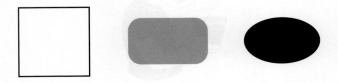

可能性，就是有至少三个东西放在你面前。

（1）任何事情至少有三种选择。

（2）三种及以上选择，才能够提供"可能性"。

（3）两种选择，会让人左右为难。

我们常常陷入选择困境，通常是因为无法找到第三种选择。在人与人的交流中，缺乏选择就会影响交流的效果，甚至导致争吵和矛盾。发现第三种选项，是人与人和谐相处、找到问题的解决之道的基本条件。

幸运的是，"可能性"告诉我们，只要冷静地去思考、去寻找，那个第三种选项是一定存在的。那些选择自杀的人只有一个困境、一条出路，他们无法找到第二种、第三种选项。这是多么可惜啊！

"可能性"告诉我们，在对待学习、工作、生活，以及内在的自我都有更多的选择。请你坚信：

（1）面对困难，你至少有三种有效的解决方法。

（2）看到独特的自己，至少有三个独特的自我。

（3）你的一生会展示至少三种不同的性格。

（4）你的梦想，至少有三条道路可以达到。

"可能性"是我们人生变得有意义的原因，也是我们和谐快乐的源泉。

快乐和力量

"先苦后甜"是一句老话，也要求我们面对困难要坚持不懈，才能获得最后的成功和收获。但是现在发现，快乐才是人生真正的追求，快乐才是内在的渴望，快乐才是造就心理健康的自我根源。

人应该用一生去做让自己快乐的事情。

因为让自己快乐，才能够做好这件事情，才会感到自信，由此会更快乐。人的一生都是在寻找那些让自己能够做得更快乐的事情，让自己感到自信并获得力量。人生的很多事情都是如此。比如说学习这件事，学生时代花了大量的时间去学习，其实这只是人生中的一件事情，通过完成学习和考试，无论结果如何，只要能获得快乐，就会获得自信，就会获得力量。这才是做这件事的意义。

我们可以做很多事情让自己感到快乐，从而获得力量和自信。比如，可以通过学习和考试去获得快乐和自信，也可以通过运动去获得快乐和自信。有的人通过做手工艺品去获得自信，他们从中也获得了快乐。其实就给予了巨大的力量。也可以通过帮助别人去获得那种快乐，以及由此产生内在的力量和自信。所以，无论学历、肤色、背景，只要在做一件能够让自己快乐的事情就会获得力量，就会感到自信，就会感到幸福。幸福不是一件抽象的事情，它是一种感受，那里面蕴含着对自己的愉悦感，能感受到一种泰然自若的自信，由此产生的一种温柔而坚定的力量。

通常说，金钱会让我们感到快乐，成就会让我们感到快乐，家庭和爱人会让我们感到快乐和幸福。由此可以发现，要获得快乐和幸福，其实有很多途径，人生也不会被困在某一个角落里。

　　家长需要认识到，学习和考试只是孩子人生中的一件事情。如果能够通过学习获得快乐，并获得自信心，感到自己有力量，那这件事就是有价值的，就值得去做。如果感受不到快乐，那就要调整一下。比如去寻找更好的学习方法，或者去寻找其他能够快乐的事情，可以是绘画、看小说或听音乐。只要你喜欢，能感到快乐，就可以去做。无论做什么事情，只要你能够感到快乐，这件事情就是好事情，就可以去做，那就可以让自己成长，让自己获得力量。你可以思考并去感受那些让自己快乐的事情，努力去做自己热爱并感受到快乐的事吧！

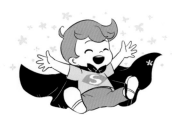

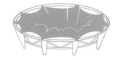

有益的育儿价值观

老一辈父母会比较保守，对孩子的行为比较严厉；而年轻的父母，对自己的孩子会更宽容，有更开明的思想。以上探讨的养育孩子的几个基本的价值观概念，如相似、独特、可能、快乐，会极大地帮助我们改善育儿的思路和方法，同时也会改善我们自己对事物的判断标准，帮助我们做出更好的决策，这些价值观会随着我们的育儿过程，渗透到孩子的精神中去，有益于他们成长为一个独立、勇于面对困难、积极主动、健康而幸福的人。

遇到真正的自己

· 你是人类的一员，因为我们是如此**相似**。

· 你是**独特**的你，只要当你向内看见自己。

· 事情都有三种**可能**，你会成为真正的你。

育儿成长

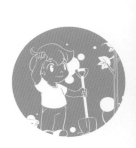

为什么品格比知识重要

今天将孩子的书包与自己的电脑包分别称了一下，几乎是一样重的。我是个男同志，提自己的电脑包都觉得很沉。一年级的孩子背着书包，佝偻着背，让我想起了课文里旧时的"包身工"。我们需要这样培养孩子吗？

几乎所有的家长和老师都认为学习知识很重要。在他们心里，这可能是最重要的事。其实知识是最容易获得的东西。现在孩子学的知识，在他们长大一些后，可以在非常短的时间内获得。然而，孩子的身体、责任感、自信心却需要长期地培养和锻炼，家长和老师们在做这样的事了吗？我通过了英语六级考试，掌握了6 000多个词汇，但毕业后仍不会说英语，后来有机会去了美国、英国，两三年的时间，我已经可以给高鼻梁、蓝眼睛的管理人员用英语不假思索地讲课2小时。学了近二十年的英语，没法使用，当我获得了好的学习环境和学习方法，两三年英语水平就突飞猛进，我亦惊呼！所以，知识什么时候学不是最重要的，有了好的学习环境和好的学习方法，学起来自然会事半功倍。

当然，这还需要归功于我的勤奋、意志力和责任感，我从未停止过主动学习和思考。所以，想想过去的自己，如果缺少意志力和不服输的劲头，早就混沌江湖，不名一文了。再想想未来的孩子，如果他们缺少了坚强的意志力和独立能力，总是逃避困难，就算提供了好的学习环境，有可能还是不愿意去学习。如果孩子不爱学习，如果孩子没有信心学习，如果孩子不是自己觉得要学习，他们今后如何学习？大多数父母其实不知道自己孩子的未来在哪里，只是在随大流，并没有真正了解孩子的成长需要什么，现在所设想的好成绩、名校、大学、名企、财富之梦，其实无法靠随大流去实现。大部分家长选择做的事，是一种无意识的从众行为，其实是为了满足自己的心理失落感，慰藉自己的攀比心理，填补自己无所适从的心灵，期待自己看不到真相的未来。学习，成了孩子们的新"八股"。作为父母，我们扪心自问，我们是真正在关心孩子吗？

并不是所有的孩子一上学就能有好成绩。这个过程需要家长了解孩子的成长规律，了解学习是如何发生的，才能真正帮助他们健全地成长。如果能够看到孩子内在的品质和品格在成长，家长就不会心慌、不会大喊大叫、不会责骂孩子、不会痛苦。

不要害怕孩子得了坏成绩，不要害怕孩子学了又忘，不要害怕孩子总是想着玩。在游戏交往中，他们正在学习和发展一生所需要的交流能力、忍耐力、解决问题的能力、空间认知力、判断力和反应力，还有健康的体魄。

知识是日新月异的。那些你看不到的品质——意志力、责任感、独立性、自信心、感知力，会陪伴孩子一生，比知识更重要。

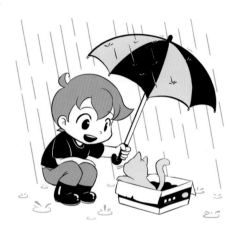

学习是什么

学习是什么?

学习本质上是我们学会一种语言。语文(语言文字)是一种语言,数学是一种语言,音乐是一种语言,绘画也是一种语言。我们学会的英语,也是一种语言。所有的语言学习,都是为了使用它,语言是一种工具。我们学会普通话来进行人和人之间的沟通,这时普通话就变成了一种交流的工具。学会文字,就可以写文章。英语是一种能够与外国人进行交流的工具,学会了英语,它便成为了一种技能和工具。

如此，学习是为了什么？简而言之，学习就是为了掌握某种语言工具。学会利用语言再去创造一些东西，比如写文章、小说，这是学习语言文字的一个作用。学习音乐语言的基本词汇、音乐的语言结构、音乐的高音谱和低音谱等，接着就可以利用学会的音乐语言来作曲，所以学习音乐就不是一个负担，它是可以让你在学习的过程中掌握这个技能，从而用音乐的语言去创造更美好的曲调。学线条、学素描是学习绘画的语言，了解颜色、学会色彩的表达、掌握这种绘画的语言表达也可以去创造新的图像和艺术。学习绘画为什么？难道仅仅是为了学习吗？不是的，是为了有一天我们可以表达出更美妙的影像来。

所以，不要把学习看作是一种枯燥的负担，而是当成一种学以致用的本领，学习新的语言、新的工具，学成后就可以用这个工具去创造，这不是一件快乐的事吗？

为什么学习方法如此重要

为什么大多数中国人，学了十几年的英语，仍然不能自如地使用英语？很多专家会把这个原因归咎于缺少"适合的英语环境"。"适合的英语环境"，就是一种工具。如果没有这个工具，英语学习就会变得艰难。

马克思说到，资本主义的工业革命，在一百年的时间里，创造的财富远远大于以往所有时期人类创造的财富。其中一个标志就是瓦特发明的蒸汽机，它推动了自动工具的蓬勃发展。上溯两百年，英国著名物理学家、化学家法拉第发现了电磁感应定律，开启了人类使用电的生产活动，人类因此进入一个工具层出不穷、社会快速发展的大时代。今天，会使用电脑，就可以找到更多的信息、更多的工作和商业机会；掌握表演技能，就有可能成为一名影视明星；会开车，就拥有了更广阔的活动空间。你掌握的技能越多，你的生存空间就越大。

中国人的厨房里通常只有几把菜刀和几块砧板；西方人的厨房，摆满了各式各样的洗、切、剥、烧、煮的工具。人们在对方法和工具的研究和使用，不仅仅是提高效率，更是人类智慧的发展。

学习，也是如此！

如果把学习看成一项工作，那么技能和工具是提升学习生产率的关键。当任务的内容无法改变，那么改变方法才有可能改变结果。

对方法、技能和工具的使用带来的价值，远远不止这些。找到合适自己的方法、掌握高效的学习工具、开拓新的思维方式，就可以从多角度更高效、系统、准确地获得知识，领悟知识，并运用知识。学习方法其实最终决定了孩子对学习的认知，以及对知识的运用能力。掌握有效的学习方法，将为孩子展开一个完全不同的知识世界。所以，能力和方法，最终会改变一个人的自我认知和价值观，以及孩子最终的命运。

达尔文说过："最好的学习是关于学习方法的学习"。

联合国教科文组织有两个明确的观点：教育的内容百分之八十以上都应该是方法，方法比事实更重要。他们在《学会生存》一书中指出：未来的文盲不是目不识丁的人，而是没有学会怎样学习的人。

如果你学习、掌握并使用多种技能和工具，你就成为真正的"聪明人"。

在知识之外，人类总是在寻找一些一般性的指导规则，将"问题解决"和"知识"分离开来。

知识是一把双刃剑。一方面，它提供给了解决问题的捷径优势；然而另一方面，知识也是思维的桎梏。思维定势就是指下意识遵循既有知识框架思考的过程。

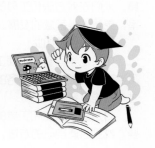

实际上，人类自从进入理性文明以来，不仅在不断地解题，还在不断地对自身的解题方法进行反省和总结。

记忆有多难

学习伴随人的一生。现在的小学教育常常要求背诵全文，而且还需要默写。即便如此家长还是抱怨，孩子不爱写作文，阅读理解能力也并没有因为背了几篇课文而提高。当把背诵摆弄成复印，复印出来的东西仅仅是符号。老师、家长和孩子把背书变成背字，孩子脑海里只有文字，没有文章。孩子怎么能够写出好的作文？

如果大家研究一下人的记忆力以及大脑的记忆机能，你会发现，人脑的记忆能力不在于文字和符号的记忆，而是图像和场景的记忆，并且超强。人对事物的理解，不在于文字，而是描述产生的生理和心理的体验，或者称为感受，这就是为什么你看电影总是记得住电影情节，而且记得清晰。

美国医学家罗杰·斯佩里，因为关于人脑的"左右脑分工理论"，在1981年获得诺贝尔医学和生理学奖。他告诉我们，左脑多负责逻辑推理和分析，右脑多负责图像体验和感受。如果不了解这些，你就会让不擅长记忆的左脑来背字，就是把背书变成背字。痛苦而不会有效。我希望孩子在读书、背书中找到快乐，这种体验会加强孩子的记忆、理解和学习效果。

背书，需要使用右脑的形象化机能。写书的人，写下这些文字，不是为了练习写字，而是希望你能够看到他所看到和想到的景象。当你的脑海里浮现文章的意境，你就不会再为背书和作文烦恼了。所以，背书其实是一个思维过程，也只有当它成为一个思维过程的时候，它对孩子的益处才会体现出来。真正的背书过程，孕育着美好而丰富的思维、想象、理解和认知。

同样的道理可以运用到语文之外的记忆，比如英语词汇和文章的背诵，数理公式和定律的记忆。那些有益的训练，可以教孩子们学会形象记忆，学会形象思维，学习快乐高效地背文章、记单词、诵短文。孩子们不仅能够快速诵读，更是获得长效的记忆，还表现出比普通孩子更开朗的情绪。这正是孩子们应该收获的。

方法论上有个法则，对同一件事物，用同一个方法，只能得到同一个结果。不要期望不做改变就会得到更多。当事物本身不能改变，那么就尝试不同的方法，结果常常会出人意料。掌握好的学习方法，把痛苦的事变成快乐的事。

失败以后

前些天，儿子自己亲手做了几支雪糕，他告诉我，他做失败了。

我问他，是真的失败了吗？你是如何知道自己失败的呢？当你认为自己失败的时候，有没有思考那个你认为失败的原因呢？判断失败的标准是什么？

不要害怕失败，只有什么也不干的人才不会失败。当你认为自己失败的时候，是觉得有所收获还是有所失去呢？与一个什么事也不干的人相比，你不只是收获了失败，而是从中发现失败的原因，并进行改进，下一次就可能做得更好。即便你无法发现失败的原因，至少知道目前这个东西是失败的，那么在下一次的尝试中就可以避免，这是不是也是比那些什么都不做的人收获更多呢？不要害怕自己做了什么事情，更不要害怕自己做的事情失败了，因为这些失败也是你的收获，失败会帮助和指导你走好下一段路程，所以失败从来都不是一件可悲的事情。也正是因为走出了这一步，才有可能在这一次失败的基础上再往前走一步，就算不愿意再往前走一步，你也知道可以再往后退一步，这些都可以帮助你。失败是一种经历。失败，就好像是你吃了一只橘子，但是这只橘子是酸的，那又能怎么样呢？失败让你知道，这个世上还有酸这个东西，虽然不喜欢，但是失败就好像这只酸橘子，帮助我们认知到了世界有更多的内容，不是吗？

有人会反对说，既然你把失败说得那么好，是不是我们就可以追求失败？当然不是。既然失败不是我们所追求的结果，那么它为什么会成为好事？是不是可以这么理解，认为失败是件好事只是精神上的，只是一种自我安慰。失败，当然并不见得是一件真正的好事。实际上，很多失败确实会给我们带来了真真切切的巨大损失，如一家公司的倒闭，甚至一条生命的付出。这时候，难道还认为失败是一件好事吗？显然，没有人是为了失败而去做一件事的。然而，常常会在不经意之间，必须面对一些风险和损失，甚至是巨大伤害，相比这些，日常生活中的不如意、工作中的人际关系与职场失意、家人的争吵，以及实现个人理想过程中的困境，我们是不是应该更好地应对呢？既然失败是一种可能的结果，如果以更好的方式面对，是不是就可以以更理性、更合适的方式解决困境呢？如果这样可以，那么，不如就把失败当成我们吃到的一只酸橘子吧。

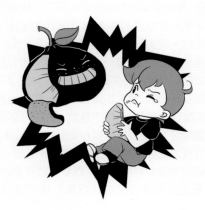

做错事以后

孩子做错事，作为家长会很自然地去询问孩子做错的原因？然后，家长就会得到一些答案，比如"我做事不仔细""我太粗心啦""我不小心""我没有用心"，或者干脆说"不知道"！作为家长，你可能还会很耐心地帮助孩子去分析错误的原因，讲了很多道理，然后问孩子："你懂了吗？"孩子回答说："懂了。"但是过不多久，孩子又会接连犯同样的错误，这时候，作为家长的你，就会非常恼怒，甚至对孩子动起武来。

家长如此生气，其实是可以理解的，因为很多事情若反复地说，会带来一种厌烦心理，同时，孩子屡次犯同样的错误，也会让家长有一种教育的挫败感。对孩子来说，他也会感到挫败，有些孩子会自责委屈，有些孩子则会逆反，跟你对着干。

孩子越长大，家长就越会用成人的眼光去看待孩子，以为孩子和我们应该是一样的。但是，孩子终究是孩子，没办法和我们一样拥有几十年的社会阅历和反复见证的经验。经验这个东西没有经历过，就不会获得。有时候就算经历过，没有人指点也不会有收获。退一步讲，就算孩子的心智和我们成年人一样，犯错误的原因也是多种多样的，可能是他的个体成长发育还未理想，可能是他身边的环境不够有支持力，也可能是这些成果需要多多练习才能获得和巩固，我们小时候不是也经常犯同样的错误吗？总之，有些因素是家长没有看到的，而家长却以为看到了孩子犯错的全部原因了。其实，当作为家长的我们恼羞成怒的时候，孩子犯错并不是全部原因，更多的是因为自己内心的挫败感。究其原因，是我们对面前的这个孩子以及他所犯的错误知之甚少。

如果我们能够放下包袱，撇开自责和挫败感，会怎么样？告诉自己，孩子犯错或者不明白自己的所错之处，可能是因为还有一些原因没有找到。另外，我们也不能苛求孩子一定会知道他犯错的原因，当他说不知道的时候，很可能是他真的不知道。就算一个孩子，因为犯错而撒谎，作为家长也要努力地冷静下来，去寻找孩子撒谎的缘由以及背后需要掩饰的东西。这些被掩饰的，往往是一种可怜的自卑，或者不如意的经历，亦或者是孩子想忘记的遭遇。作为家长，如果能给孩子更多的宽容、积极的回应，以及更多的鼓励，可能会帮孩子更好地摆脱那个自卑的内在形象，或者是那个他不愿面对的情形。当我们把注意力更多地转向去观察孩子的真实姿态，寻找满足一个孩子内在需求的时候，父母和孩子的自信心都会大大提升。就算这种自信心无法帮孩子找到当前犯错的原因，至少也可以推动他有力、坚定、有意志力地去做好后面的事情。让我们和孩子一起，更自信地去解决今后生活和工作中面临的困难。

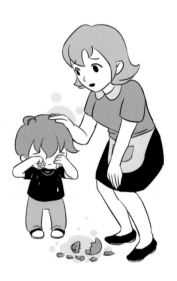

参考书目

[1] 彼得·史密斯，海伦·考伊，马克·布莱兹.理解孩子的成长 [M].寇彧，译.北京：人民邮电出版社，2006.

[2] Dewan M J,Steenbarger B N, Greenberg R P,等.短程心理治疗的艺术与科学[M].仇剑崟,译.北京:人民卫生出版社,2010.

[3] Myers D G. 心理学 [M].7 版 . 黄希庭 , 译 . 北京：人民邮电出版社,2006.

[4] Myers D G. 社会心理学 [M].8 版 . 张智勇,乐国安,侯玉波，译 . 北京：人民邮电出版社，2006.

[5] 詹姆斯·卡特拉.生物心理学[M].10版.苏彦捷，译.北京:人民邮电出版社,2011.

[6] 阿弗雷德·阿德勒.自卑与超越 [M].李青霞，译.沈阳：沈阳出版社，2012.

[7] 维吉尼亚·萨提亚,约翰·贝曼,简·格伯,等.萨提亚家庭治疗模式 [M].聂晶，译.上海：世界图书出版公司，2007.

[8] 伯特·海灵格.谁在我家 [M].张虹桥，译.上海：世界图书出版公司，2012.

[9] Wallin D J. 心理治疗中的依恋 [M]. 巴彤，李斌彬，施以德，等，译 . 北京：中国轻工业出版社,2013.

[10] 严虎.儿童心理画[M].北京：电子工业出版社,2015.

[11] 唐纳德·W·温尼科特.抱持与解释[M].程亚华,王旭,译.北京：北京师范大学出版社，2016.

[12] 唐纳德 · W · 温尼科特 . 家庭与个体发展 [M]. 卢林，邬晓燕，吴江，译 . 北京：北京大学医学出版社，2016.

[13] 唐纳德 · W · 温尼科特 . 涂鸦与梦境：儿童精神病学中的治疗性咨询 [M]. 廖婉如，译 . 北京：北京师范大学出版社，2007.

[14] 陈雅芳 .0-3 岁儿童亲子活动设计与指导 [M]. 上海：复旦大学出版社，2014.

[15] Cryer D, Harms T, Bourland B.0-1 岁婴儿学习活动指导手册 [M]. 鲍立铣，傅敏敏，译 . 上海：少年儿童出版社，2006.

[16] 露西 · 乔 · 帕拉迪诺 . 注意力曲线 [M]. 苗娜，译 . 北京：中国人民大学出版社，2009.

[17] 杨霞，叶蓉 . 儿童感觉统合训练实用手册 [M]. 上海：上海第二军医大学出版社 ,2007.

[18] 孙瑞雪 . 捕捉儿童敏感期 [M]. 北京：中国妇女出版社，2010.

[19] 尹宪明，井兰香 . 运动学基础 [M]. 北京：人民卫生出版社，2010.

[20] 哈里 · 沙利文 . 精神病学的人际关系理论 [M]. 李维，译 . 中国人民大学出版社 ,2010.

[21] 大卫 · 沙夫 . 投射性认同与内摄性认同 [M]. 闻锦玉，徐建琴，李孟潮 . 北京：中国轻工业出版社，2011.

[22] Farber BA. 罗杰斯心理治疗 [M]. 郑钢，译 . 北京：中国轻工业出版社，2006.